高等医学院校实验系列规划教材

医学超声影像学实验指导

EXPERIMENT GUIDANCE OF MEDICAL ULTRASOUND IMAGING

主　编　孙医学　张顺花

副主编　姜　凡　江　峰　张超学

编　者（以姓氏笔画为序）

王　玲（安徽医科大学第一附属医院）

王金萍（安徽中医药大学附属医院）

石　彦（蚌埠医学院第一附属医院）

田瑞霞（中国人民解放军联勤保障部队901医院）

吕宏安（蚌埠医学院第一附属医院）

朱向明（皖南医学院弋矶山医院）

江　峰（皖南医学院弋矶山医院）

孙医学（蚌埠医学院第一附属医院）

李　阳（蚌埠医学院第一附属医院）

何年安（中国科学技术大学第一附属医院）

沈春云（芜湖市第二人民医院）

宋　伟（蚌埠医学院第一附属医院）

张　艳（蚌埠医学院）

张顺花（蚌埠医学院）

张超学（安徽医科大学第一附属医院）

姜　凡（安徽医科大学第二附属医院）

黄　猛（安徽医科大学第一附属医院）

黄向阳（中国科学技术大学第一附属医院）

隋秀芳（中国科学技术大学第一附属医院）

彭　梅（安徽医科大学第二附属医院）

童清平（中国人民解放军联勤保障部队901医院）

中国科学技术大学出版社

U0257022

内 容 简 介

医学超声影像学实验教学是理论联系实际、培养学生超声基本操作技能、促进学生对理论知识的理解与掌握、提高学生临床思维能力以及创新能力的过程。

本书是在蚌埠医学院超声医学教研室自编的《医学超声影像学实验指导讲义》基础上,邀请安徽省内知名的超声医学临床专家、技术骨干及超声医学教育工作者,结合教学与临床实践,在收集大量声像图的基础上,经分析、筛选、归纳和总结而成的,图文并茂,内容严谨,科学准确,实用性强。

本书每章均涵盖实验目的、实验内容、实验注意事项、思考题、知识拓展五部分内容。本书既可作为高等医学院校医学影像学、医学影像技术专业本科及专科学生的超声实验及实训课的教学教材,也可作为超声科住院医师规范化培训参考书。

图书在版编目(CIP)数据

医学超声影像学实验指导/孙医学,张顺花主编. —合肥:中国科学技术大学出版社,2019.8

ISBN 978-7-312-04672-8

Ⅰ.医… Ⅱ.①孙… ②张… Ⅲ.超声波诊断—医学院校—教材 Ⅳ.R445.1

中国版本图书馆 CIP 数据核字(2019)第 072867 号

出版	中国科学技术大学出版社 安徽省合肥市金寨路 96 号,230026 http://press.ustc.edu.cn https://zgkxjsdxcbs.tmall.com
印刷	合肥市宏基印刷有限公司
发行	中国科学技术大学出版社
经销	全国新华书店
开本	710 mm×1000 mm 1/16
印张	11.75
字数	251 千
版次	2019 年 8 月第 1 版
印次	2019 年 8 月第 1 次印刷
定价	48.00 元

序

　　医学超声影像学是涉及临床医学、声学和计算机科学的交叉学科。超声成像技术发展迅速，彩色多普勒超声、三维超声、声学造影、弹性成像以及介入超声等多种技术的开发，大大拓展了超声影像学的临床应用范围。目前，我国医学超声影像学已成为临床医学中具有鲜明专业特色的学科，它是医疗、教学和科研相互结合又相对独立的综合性学科，与放射医学及核医学共同在临床诊治中发挥着重要作用。

　　实验教学是高等院校培养高素质、高层次和综合性人才的必要环节，其目的不仅在于加深学生对已学理论知识的理解，更重要的是培养学生的实践动手能力。

　　《医学超声影像学实验指导》是由安徽省内知名的超声医学临床专家、技术骨干及超声医学教育工作者，以医学影像学及医学影像技术专业培养目标为主要编写依据，在收集大量临床声像图的基础上，经分析、筛选、归纳和总结而成的。本书内容丰富、资料翔实、图文并茂，具有较高的学习参考价值，可作为医学影像学、医学影像技术、临床医学本科及专科等开设超声医学相关课程的实验课教学用书，也适合临床超声科住院医师、进修生和实习生学习阅读，是一本专业水平较高、科学性和实用性较强的医学超声影像学实验教学用书，应予推广。

　　祝贺《医学超声影像学实验指导》适时出版。相信本书能够在培养基础宽厚、临床实践能力强的创新应用型医学影像学人才中发挥一定的作用。

邓又斌

于华中科技大学同济医学院附属同济医院

2018 年 12 月

前　　言

医学超声影像学不仅是一门建立在图像基础上的"形态学"学科,而且是一门操作技巧性较强的"技术性"学科,它强调实时、连续、多切面及多角度动态观察,从而获得最佳显示的疾病图像,着重从客观图像中分析、识别各种病变,理解病变发生、发展的规律,揭示疾病的本质。

医学超声影像学实验教学是理论联系实际、培养学生超声基本操作技能、促进学生对理论知识的理解与掌握、提高学生临床思维能力以及创新能力的过程。

本书的编写以《中国医学教育改革和发展纲要》为指导思想,强调"三基"(基础理论、基本知识和基本技能)、"五性"(思想性、科学性、先进性、启发性和适用性)原则,紧扣医学影像学及医学影像技术专业培养目标,密切结合专业发展特点,力求满足培养基础宽厚、临床实践能力强的应用型医学影像学人才的需求。本书是在蚌埠医学院超声医学教研室自编的《医学超声影像学实验指导讲义》基础上,邀请安徽省内知名的超声医学临床专家、技术骨干及超声医学教育工作者,结合教学与临床实践,在收集大量声像图的基础上,经分析、筛选、归纳和总结而成的。

本书注重实践技能,既可作为高等医学院校医学影像学、医学影像技术专业本科及专科学生的超声实验及实训课的教学教材,也可作为超声科住院医师培训的参考书。

本书每章包括五部分内容:

(1) 实验目的。参照教学大纲,分为掌握、熟悉和了解三个层次。

(2) 实验内容。包括检查准备、检查体位、超声仪器、检查方法、测量方法、正常超声表现、超声报告示范。

(3) 实验注意事项。介绍在实验操作中需要注意的相关事项。

(4) 思考题。通过思考题进一步掌握知识、启发思考、加强记忆。

(5) 知识拓展。对各章知识进行延伸拓展,培养学生能力、拓展学生视野。

本教材是安徽省高等学校质量工程教学研究项目"以岗位胜任力为导向的'超声诊断学'课程改革与研究"(2015jyxm198)的研究成果。

由于编写时间短,工作量大,在编排上难以做到完全规范、统一,不当之处在所难免,恳请广大读者给予批评指正。

编　者

2018 年 12 月

目 录

序 …………………………………………………………………………………………………（ⅰ）

前言 ………………………………………………………………………………………………（ⅲ）

第一章　医学超声影像学实验基础知识 …………………………………………………………（1）

第二章　心脏及大血管超声检查技术 ……………………………………………………………（14）

第三章　胸腔与肺超声检查技术 …………………………………………………………………（27）
　第一节　胸腔 …………………………………………………………………………………（27）
　第二节　肺 ……………………………………………………………………………………（30）

第四章　消化系统超声检查技术 …………………………………………………………………（34）
　第一节　肝脏 …………………………………………………………………………………（34）
　第二节　胆道系统 ……………………………………………………………………………（39）
　第三节　胰腺 …………………………………………………………………………………（44）
　第四节　脾脏 …………………………………………………………………………………（48）
　第五节　胃肠 …………………………………………………………………………………（52）

第五章　腹膜后间隙、大血管及肾上腺超声检查技术 …………………………………………（59）
　第一节　腹膜后间隙 …………………………………………………………………………（59）
　第二节　腹膜后大血管 ………………………………………………………………………（62）
　第三节　肾上腺 ………………………………………………………………………………（67）

第六章　泌尿系统超声检查技术 …………………………………………………………………（71）
　第一节　肾脏 …………………………………………………………………………………（71）
　第二节　输尿管 ………………………………………………………………………………（76）
　第三节　膀胱 …………………………………………………………………………………（79）
　第四节　前列腺 ………………………………………………………………………………（83）

第七章　妇科超声检查技术 ………………………………………………………………………（87）

第八章　产科超声检查技术 ………………………………………………………………………（95）

第九章　周围血管超声检查技术 ……………………………………… (107)

第一节　颅脑血管 …………………………………………………… (107)

第二节　颈部血管 …………………………………………………… (112)

第三节　四肢动脉 …………………………………………………… (118)

第四节　四肢静脉 …………………………………………………… (123)

第十章　浅表器官超声检查技术 ……………………………………… (128)

第一节　眼部 ………………………………………………………… (128)

第二节　涎腺 ………………………………………………………… (135)

第三节　甲状腺和甲状旁腺 ………………………………………… (139)

第四节　乳腺 ………………………………………………………… (143)

第五节　阴囊 ………………………………………………………… (147)

第六节　浅表淋巴结 ………………………………………………… (150)

第十一章　肌骨骨关节系统超声检查技术 …………………………… (154)

第一节　肌肉 ………………………………………………………… (154)

第二节　肌腱 ………………………………………………………… (157)

第三节　韧带 ………………………………………………………… (161)

第四节　骨、软骨及关节 …………………………………………… (164)

第五节　外周神经 …………………………………………………… (169)

第十二章　介入超声与超声治疗技术 ………………………………… (173)

参考文献 ………………………………………………………………… (178)

第一章　医学超声影像学实验基础知识

一、实验室基本要求

（一）实验室规则

（1）实验课前，应认真预习相关的理论知识，明确实验课的目的与要求，了解实验操作基本原理、操作方法及注意事项等。

（2）课前，应预先分好实验小组，每组推选组长一人。上课时，组别、座次及超声诊断仪序号相对稳定，不得随意调换，以保持良好的课堂秩序。

（3）上实验室课时，不得迟到和早退，也不得提前进入实验室自行摆弄超声诊断仪。

（4）务必穿工作服进入实验室。

（5）保持实验室的严肃安静，不得大声喧哗、嬉闹，不准在实验室吃东西。

（6）实验课上，要认真听老师讲解实验目的、实验方法及注意事项。实验时要认真操作、仔细观察、积极思考，思索如何打出实验课所要求的感兴趣区声像图以及声像图上的解剖学信息。课后认真完成超声实验报告。

（7）爱惜实验室仪器设备。超声诊断仪属精密仪器，价格昂贵，在使用过程中，要按规定的程序操作使用，探头务必轻拿轻放，且不能被锐器刮伤，不得随意按动键盘，以防损坏机器。设备使用完毕后请关闭机器并切断电源，认真做好机器的维护与保养。凡不按教师的指导擅自操作导致超声诊断仪损坏者，应予以赔偿。

（8）实验完毕后，要认真填写超声诊断仪使用记录，并及时整理好超声诊断仪。实验组长带领同学搞好室内清洁卫生工作，整理好桌椅，关闭电源、水源、门窗。经指导教师许可后，方可离开。

（二）超声诊断仪的使用与调节

（1）检查用品及超声诊断仪器的状态。

（2）与探头相连的电缆线要足够长，不可影响检查者操作。

（3）使用电缆线支架将电缆线固定至合适的位置，以减少腕部、前臂用力，保持探头稳定。

（4）监视器及控制面板的角度及高度可以调整，方便检查者在坐位或站立位时使用。

（5）监视器亮度调至适中，以最大程度减轻检查者视觉疲劳。

（6）选择最适合待检查脏器或目标的探头及频率。

（7）根据所查脏器选择最佳条件预设置，可先调出"腹部""妇科""产科"等项目，再进一步选择子项目。

（8）使用耦合剂消除探头与受检者皮肤间的空气干扰。

（9）用握笔的方式握住探头，该姿势最为舒适且手腕压力最小。

（10）扫查过程中应灵活使用探头，通过摆动及滑动探头扫查人体组织器官。

（11）探头施加在受检者皮肤上的力度应适中，以保证受检者舒适。

（12）调节图像大小及近场、远场增益，便于更好地观察感兴趣区和识别组织结构边界。

（13）调节图像的对比度和聚焦，便于较好地区分不同的组织结构。

（14）尽量采用低输出能量，可通过调节时间增益补偿（TGC）来补偿。

（15）当需要减少声衰减影响时，可采用尝试调节 TGC 或更换高输出能量的探头的方法。

（三）超声诊断仪的保养

（1）使用前：要求环境、设施等符合仪器的工作条件。温度：2～40 ℃。湿度：相对湿度 40%～60%。电源：稳压电源 220V。地线：单独良好接地。亮度：暗室操作，防强光照射。仪器：摆放到位，接线正确。

（2）使用时：要求熟悉仪器性能，掌握仪器的调节、操作方法，正确使用仪器。开机前应检查所有仪器及配套设备，特别需要检查探头有无损坏，有无软硬件故障。若有故障要及时登记并上报。先开总电源，待稳压后再开机。根据检查需要，调节操作仪器。关机时先关仪器开关，待停机后再切断稳压器电源。检查探头时必须做到轻拿轻放，避免发生碰撞或跌落探头等事故；操作仪器时动作应轻盈、敏捷，严禁野蛮、粗暴。检查间隙应及时按冻结键，避免不必要的探头损耗。使用中出现故障时应立即关机报修。禁止仪器"带病"工作。

（3）使用后：要求妥善保养仪器，注意安全。检查结束后及时清洁探头、仪器。实验结束后，关闭水源、电源、门窗等。

二、受检者体位

（1）受检者行超声检查时常用的体位有：仰卧位、俯卧位、侧卧位、半卧位、坐位。根据观察部位的需要，采取不同的体位（见图1.1）。

（2）能产生最佳图像的体位，即为最佳体位。

（3）一个脏器根据不同检查需要采用多种扫查体位，受检者的体位应在声图像上做标记，一般只标记获取最佳图像时的体位。

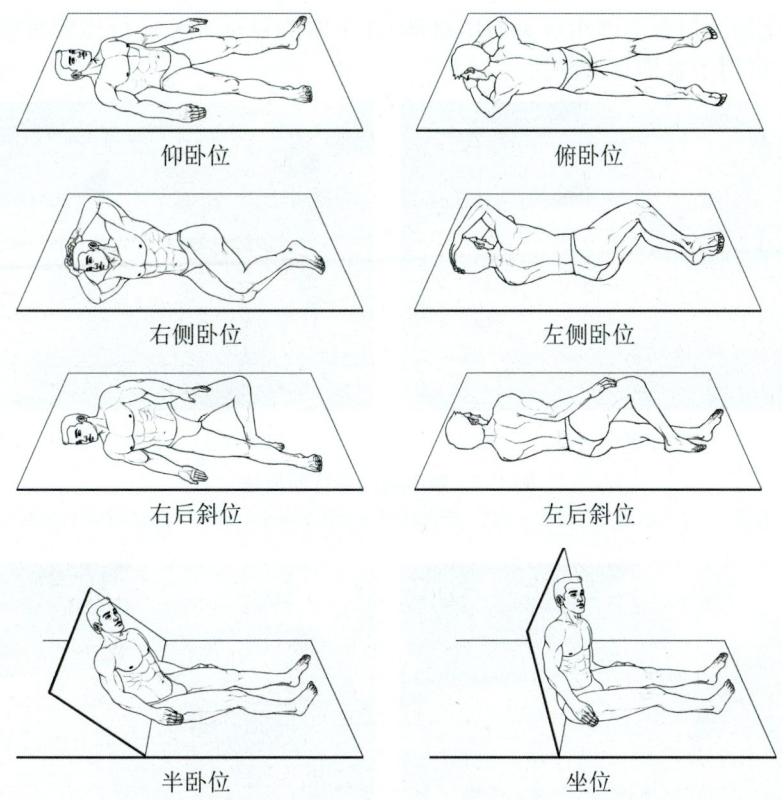

仰卧位　　　　　　　　　俯卧位

右侧卧位　　　　　　　　左侧卧位

右后斜位　　　　　　　　左后斜位

半卧位　　　　　　　　　坐位

图 1.1　受检者标准体位

三、超声检查基本手法

1. 顺序连续平行断面法

顺序连续平行断面法或称"编织式"扫查法,即在选定某一成像平面后,依次将探头沿该平面平行移动,做多个平行的断面图像,并从获得的连续声像图中,观察分析脏器内部结构及病灶的整体情况(见图 1.2)。

2. 立体扇形断面法

立体扇形断面法即定点摆动扫查法,在选定某一成像平面后,不移动探头在体表的位置,仅以探头面利用皮肤、肌肉的弹性,按一定角度上下摆动成像,构成立体扇形面图像,以观察分析脏器及病灶的整体情况(见图 1.3)。

3. 十字交叉法

十字交叉法即纵、横平面相交扫查法。当某一切面为圆形图像时,为了鉴别是圆球形还是管形,即可采用此法予以纵、横相交断面扫查。此外,在对病灶中心定位穿刺引导时,亦可采用此法,即十字交叉中心定位法(见图 1.4)。

4. 对比加压扫查法

对比加压扫查法即用探头加压腹部,并于两侧对称部位进行比较观察回声有无变化,可用于鉴别真假肿块。

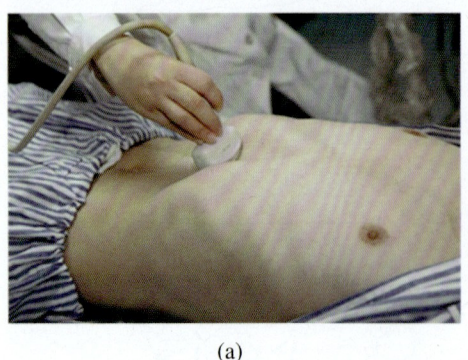 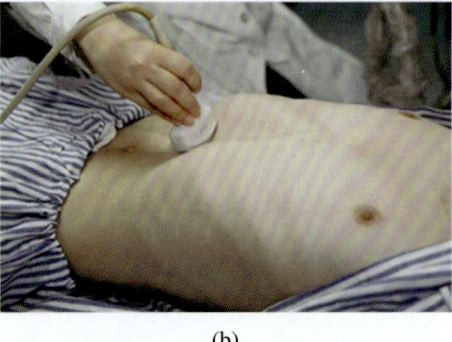

(a)　　　　　　　　　　　　　　　　(b)

图 1.2　顺序连续平行断面法

图(a)及图(b)显示选定某一成像平面后,依次将探头沿该平面平行移动,可做多个平行的断面图像

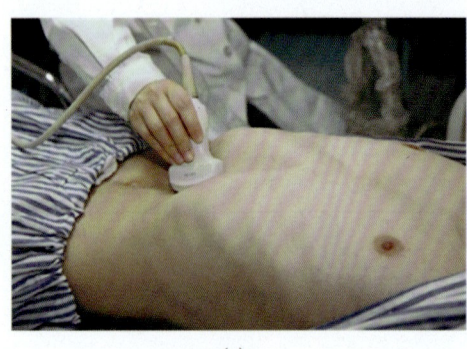 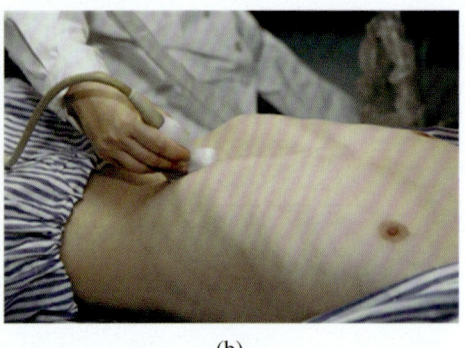

(a)　　　　　　　　　　　　　　　　(b)

图 1.3　立体扇形断面法

图(a)及图(b)显示在选定某一成像平面后,不移动探头在体表的位置,仅以探头面利用皮肤、肌肉的弹性,按一定角度上下摆动成像,构成立体扇形面图像

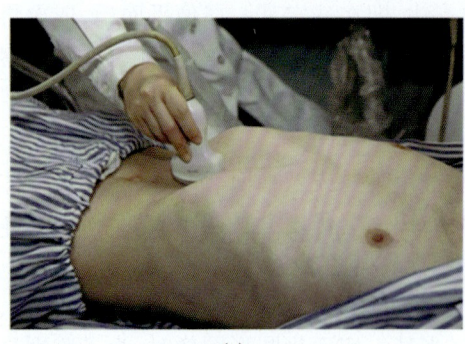 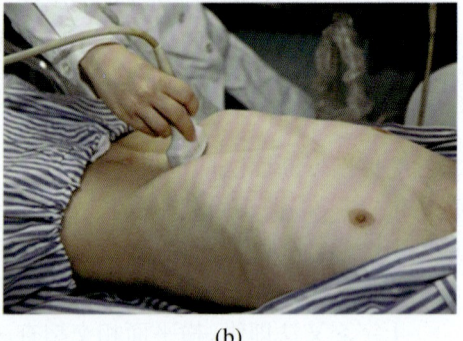

(a)　　　　　　　　　　　　　　　　(b)

图 1.4　十字交叉法

图(a)及图(b)显示在某一切面为圆形图像时,为了鉴别是圆球形还是管形,可采用纵、相交断面扫查

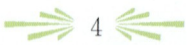

四、常用的扫查切面

（一）扫查体表标志

在超声扫查过程中为了观察病变的形态和位置，需以体表某些解剖标志为基准，取得各种不同方法的切面图像。如在腹部扫查时，常见的解剖标志有腹部正中线、脐平面、髂嵴平面、剑突、肋缘、髂前上棘、耻骨联合等。背部以脊柱棘突、肩胛角、第12肋骨下缘以及髂嵴上缘作为参考点和参考线，以确定成像平面的方位与距离。

（二）常用扫查切面

扫查切面用来确定声束穿过人体的方向，以及该方向上成像的解剖组织结构的二维超声图像。

1. 矢状面扫查（纵切面的一种）

扫查面由前方或后方进入人体，并与人体的长轴平行，沿该方向显示人体解剖部位。矢状切面扫查不显示左、右侧结构，因此，探头必须向矢状面左侧或右侧移动才能显示相邻位置解剖结构（见图1.5）。

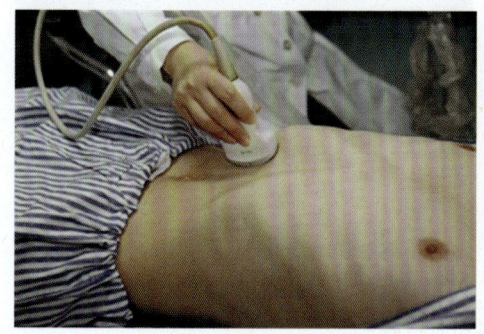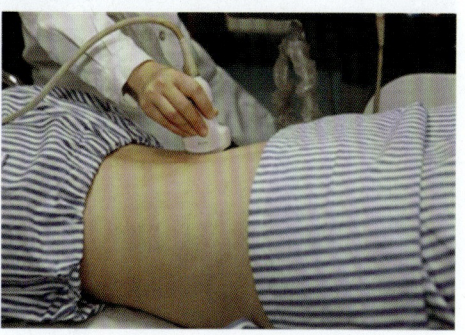

(a) 仰卧位经腹部矢状面扫查　　　　(b) 俯卧位经背部矢状面扫查

图1.5　矢状面扫查

2. 横向扫查（横切面、水平切面）

声束从前方、后方或侧面进入人体，扫查面与人体长轴垂直，沿该方向显示人体解剖部位。横切面扫查不显示上下结构，因此，探头必须上下移动才能显示相邻位置解剖结构（见图1.6）。

3. 斜向扫查（斜切面）

扫查面与人体长轴成一定的角度。扫查切面通常是倾斜的（通过旋转探头方向来实现），其倾斜的程度由感兴趣结构在人体内的分布决定。大多数人体结构通常并不是直上直下或水平走行的，而是呈倾斜分布的。因此，斜切面能够显示组织结构的最大切面（见图1.7）。

4. 冠状面扫查(冠状切面或额状切面)

声束从左侧或右侧进入人体,扫查面与人体侧腹部及人体额部平行,沿该方向显示人体解剖部位。冠状切面扫查不显示前面和后面的结构,因此,需要通过向前或向后移动探头来观察相邻位置解剖结构(见图1.8)。

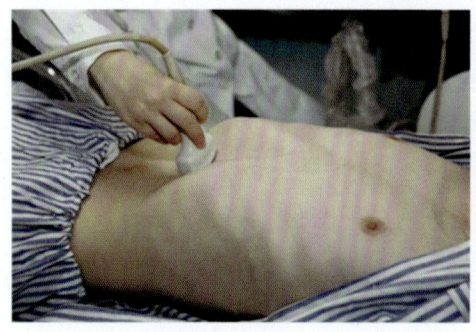
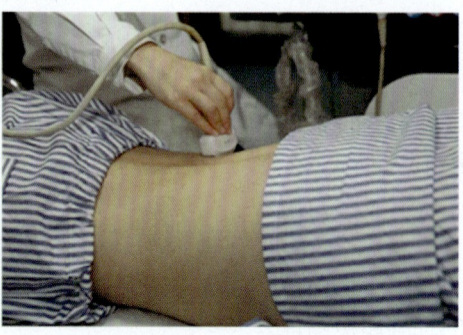

(a) 仰卧位经腹部横切面扫查　　　　　(b) 俯卧位经背部横切面扫查

图1.6　横切面扫查

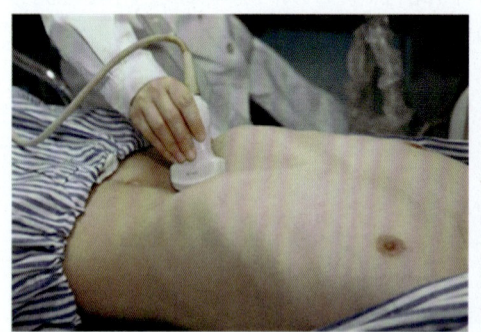
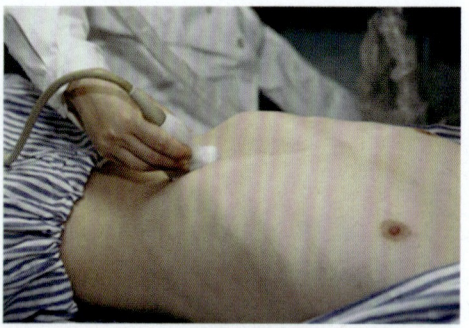

(a) 仰卧位经腹部向左侧倾斜斜切面扫查　(b) 仰卧位经腹部向右侧倾斜斜切面扫查

图1.7　斜切面扫查

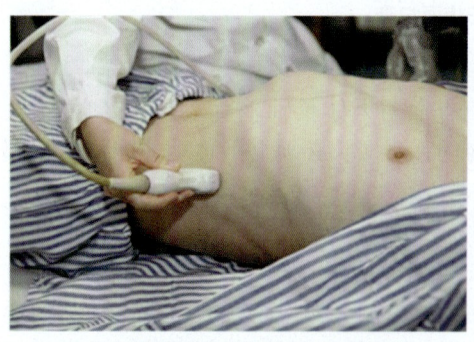
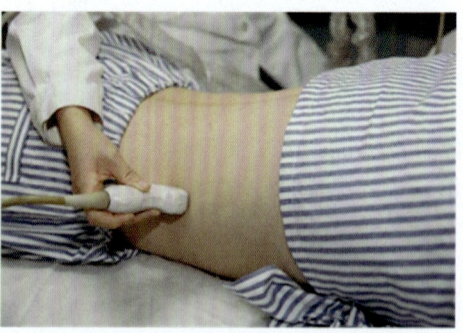

(a) 仰卧位经左侧腰部冠状面扫查　　　(b) 俯卧位经右侧腰部冠状面扫查

图1.8　冠状面扫查

五、图像方位的标准

超声图像反映人体某一部位的断面结构,因而应准确说明它们的空间位置。一般情况下,显示器图像的上方代表邻近探头的人体浅部结构,显示器图像的下方代表远离探头的人体深部结构。其中又分以下几种情况:

(一)仰卧位

1. 纵断面

图像左侧显示被检者头侧结构,图像右侧显示被检者足侧结构;图像上方显示被检者腹侧结构,图像下方显示被检者背侧结构(见图1.9)。

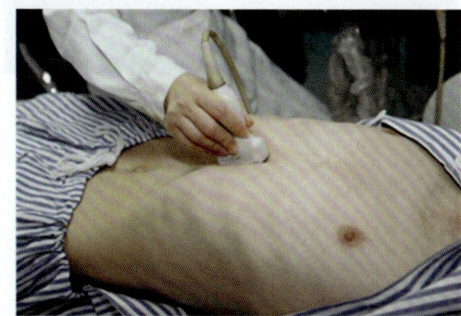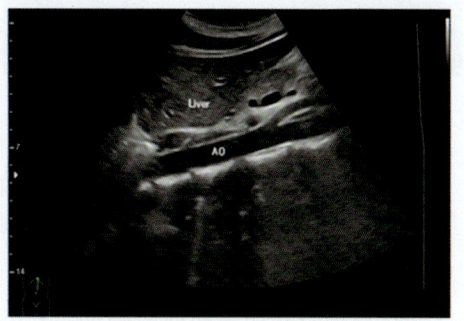

(a) 上腹部纵断面扫查示意图　　　(b) 上腹部纵断面声像图示:肝左叶
　　　　　　　　　　　　　　　　　　　及腹主动脉头端在图像左侧

图1.9　仰卧位纵断面

AO:腹主动脉;Liver:肝脏

2. 横断面

图像左侧显示被检者右侧结构,图像右侧显示被检者左侧结构;图像上方显示被检者腹侧结构,图像下方显示被检者背侧结构(见图1.10)。

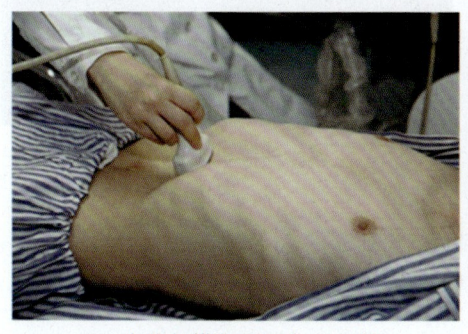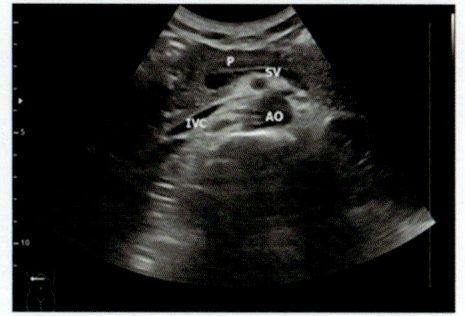

(a) 上腹部横断面扫查示意图　　　(b) 上腹部横断面声像图示:胰腺部
　　　　　　　　　　　　　　　　　　　及下腔静脉在图像左侧

图1.10　仰卧位横断面

P:胰腺;SV:脾静脉;IVC:下腔静脉;AO:腹主动脉

3. 斜断面

若斜断面近乎横断面（即探头倾斜角度不大），则以上述横断面所示为标准；若斜断面近乎纵断面（即探头倾斜角度过大），则以纵断面所示为标准，即图像左侧显示右侧结构，图像右侧显示左侧结构（见图1.11）。

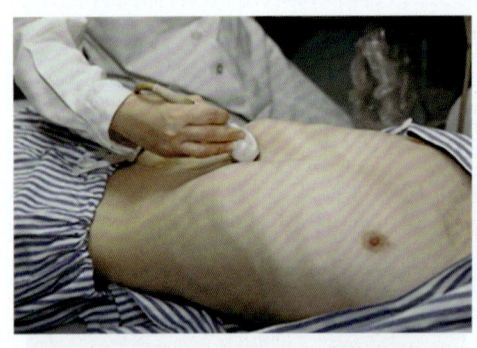
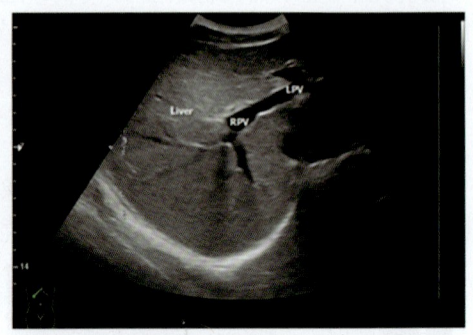

(a) 右上腹肋缘下斜断面扫查示意图　　(b) 右上腹肋缘下斜断面声像图示：
　　　　　　　　　　　　　　　　　　　门静脉右支及其分支在图像左侧

图1.11　仰卧位斜断面

Liver:肝脏；RPV:门静脉右支；LPV:门静脉左支

4. 冠状断面

左、右侧冠状切面图像左侧显示被检者头侧结构，图像右侧显示被检者足侧结构（见图1.12）。

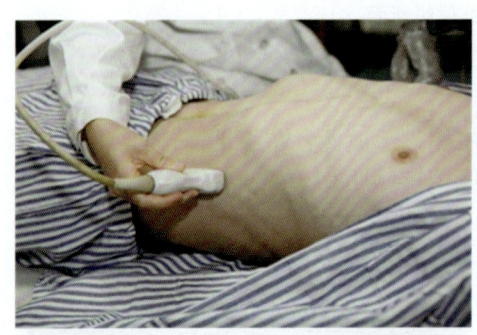
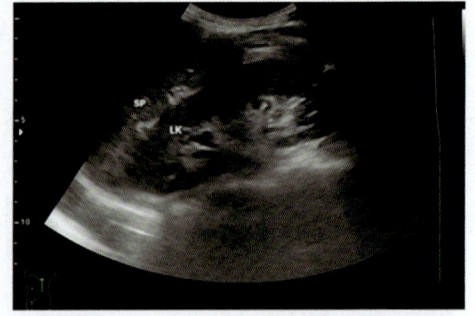

(a) 左侧腰部冠状断面扫查示意图　　(b) 左侧腰部冠状断面声像图示：
　　　　　　　　　　　　　　　　　　　左肾上极在图像左侧

图1.12　仰卧位冠状断面

SP:脾脏；LK:左肾

（二）俯卧位

1. 纵断面

图像左侧显示被检者头侧结构,图像右侧显示被检者足侧结构;图像上方显示被检者背侧结构,图像下方显示被检者腹侧结构(见图 1.13)。

2. 横断面

图像左侧显示被检者左侧结构,图像右侧显示被检者右侧结构;图像上方显示被检者背侧结构,图像下方显示被检者腹侧结构(见图 1.14)。

3. 冠状断面

左、右侧冠状切面图像左侧显示被检者头侧结构,图像右侧显示被检者足侧结构(见图 1.15)。

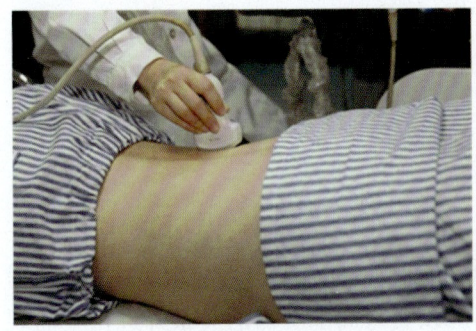
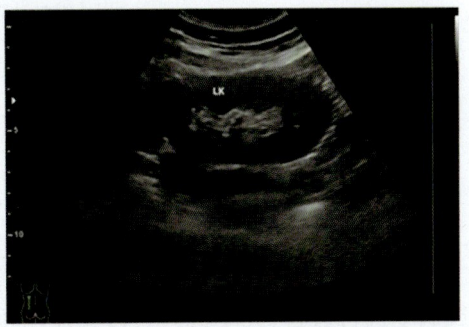

(a) 左侧背部纵断面扫查示意图　　　　(b) 左侧背部纵断面声像图示:
　　　　　　　　　　　　　　　　　　　　　左肾上极在图像左侧

图 1.13　俯卧位纵断面

LK:左肾

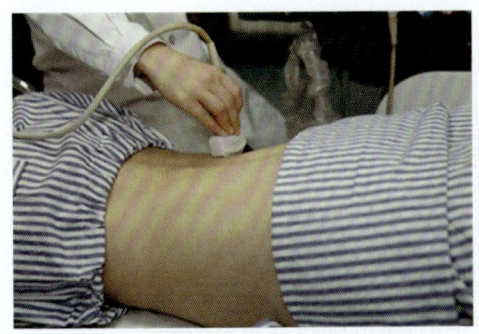
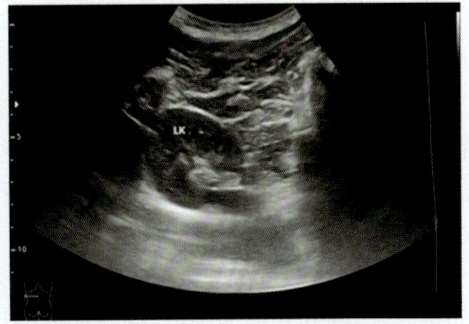

(a) 左侧背部横断面扫查示意图　　　　(b) 左侧背部横断面声像图示:
　　　　　　　　　　　　　　　　　　　　　左肾肾实质在图像左侧

图 1.14　俯卧位横断面

LK:左肾

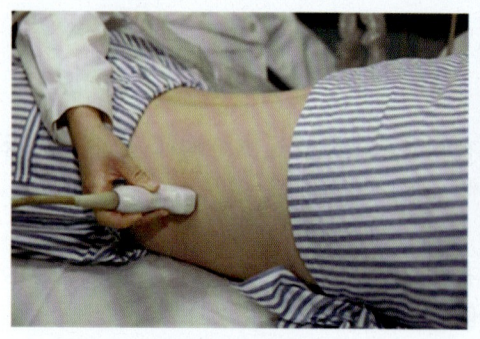

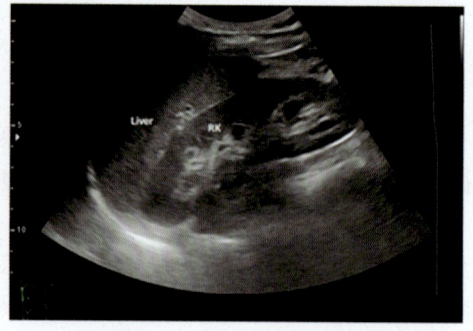

(a) 俯卧位右侧腰部冠状断面扫查示意图　　　(b) 俯卧位右侧腰部冠状断面声像

图示：右肾上极在图像左侧

图 1.15　俯卧位冠状断面

Liver：肝脏；RK：右肾

六、超声图像分析

(一) 超声图像分析的思路

先进行 B 型超声分析。从整体到局部，从外观到内部，从目标到周邻，对脏器或病变进行数目、大小、形态、边界、内部回声以及与周围脏器的关系等进行全面观察分析，再进行 CDFI 分析。分析脏器或病变的血供情况，观察血流有无以及丰富程度，判断血流相对探头的流向，并初步分析血流速度，最后进行 PWD 频谱分析。对有血流者，取样检测分析其血流动力学状态。

(二) 超声图像分析的内容

1. 检查脏器或病变的空间位置

以体表解剖结构或独特的解剖学特征为标志，表明脏器或病变的方位。病变在脏器中的空间位置根据该脏器的解剖结构而定，如肝内病变，以左叶或右叶为标志；肾脏病变以上极、下极，内侧、外侧，肾门为标志。

2. 形态

脏器的外形是否肿大或缩小，有无形态失常，如局部边缘的膨出或明显隆凸。如系肿块，则其外形为圆形、椭圆形或不规则形，呈分叶状或条索形等。

3. 边界和边缘回声

正常脏器边缘整齐、轮廓清楚，常有细线状包膜回声。良性肿瘤大多为边界整齐、清楚，有包膜；恶性肿瘤大多为边缘不整齐，呈伪足样向周围组织浸润或呈结节状高低不平，伴有边界模糊不清、形态不规则的情况。边缘回声强度也存在差异性，某些肿块周边环绕无回声暗圈，即"暗环"征(dark ring sign)，而有的肿块周边为高回声的边缘。仔细观察病变的形态和边缘,对病变性质的鉴别以及了解肿瘤的生物学特性均有重要意义。

4. 内部结构特征

① 实质性病变,观察病变的回声强弱、回声形态、回声分布、回声粗细、内部结构;② 液性病变:病变的壁是否光滑、厚薄,内壁有无乳头状突起;腔内有无分隔及分隔多少、分隔的粗细,腔内有无实质组织;腔内无回声区是否清晰,有无沉积或出现液-液平面,有无强回声伴声影。

5. 后壁及后方回声

由于人体各种正常组织和病变组织对声能吸收衰减不同,表现为后壁与后方回声的增强效应,或者回声减弱所形成后方"声影"。如衰减系数低的含液性囊肿或脓肿,则出现后方回声增强,而衰减系数高的纤维组织、钙化、结石、气体等,则其后方形成"声影"。另外,某些质地均匀、衰减较大的实质性病灶,内部可完全表现为低回声,在声像图上酷似液性病灶,但从无后壁和后方回声的增强效应方面则可加以区别。

6. 周围回声强度

当实质性脏器内有占位性病变时,可致病灶的周围回声改变。如系膨胀性生长的病变,则其周围回声呈现较均匀性增强或有血管挤压位移;如系浸润性生长的病变,则其周围回声强弱不均或有血管走向的中断。脓肿则在其边缘与正常组织之间出现从高回声向正常回声过渡的"灰阶梯度递减区"。

7. 周邻关系

根据局部解剖关系判断病变与周邻脏器的连续性,即有无压迫、粘连或浸润。

8. 活动规律

心脏及血管运动、呼吸运动、胃肠运动、胆囊收缩运动、膀胱排空运动等。

9. 量化分析

包括测量病变所在的位置、数量、范围、大小等。

10. 功能性检测

如应用脂餐试验观察胆囊的收缩功能。空腹饮水后,测定胃的排空功能及收缩和蠕动状态等。

11. 血流动力学信息

① 彩色多普勒血流:血流方向,红色为迎向探头的血流,蓝色为背离探头的血流。血流速度,不同亮度级代表血流速度的快慢。血流性质,层流显示为纯色,湍流显示为五彩镶嵌;② 多普勒频谱:血流方向,基线上方为正向,表示迎向探头的血流;基线下方为负向,表示背离探头的血流。血流时间,横坐标表示时间,与心电图同步记录,区分收缩期与舒张期等时相;频移幅值,纵坐标的振幅表示频移值(可换算成血流速度)。血流性质,层流频谱显示频带窄、回声点密集、频谱包络较为光滑,血流频谱和基线之间呈现空窗型,而湍流频谱频带增宽、回声点疏散、频谱包络

毛糙,血流频谱和基线之间无空窗呈填充型。血流加速度和减速度,频谱上升支为加速度,下降支为减速度。频谱灰度,某一瞬时取样容积内同一速度的红细胞数量越多,频谱越亮。频谱宽度,层流的速度分布范围小,频带窄,而湍流的速度分布范围大,频带宽。

七、超声报告基本规范

超声诊断报告是超声检查后的书面报告,将超声探测到的全部信息,用数据、文字、绘图、照片或录像等方式记录下来,结合病史体征和其他检查进行综合分析,提出诊断意见,属医疗文件,是临床诊断与治疗的重要依据或参考之一,具有法律效用。

一张理想的超声报告单,应做到字迹清楚、语言精练、重点突出、测量准确、超声术语运用确切、论述内容层次清楚、超声诊断和建议恰当。

1. 超声报告的内容

(1)一般情况:包括患者姓名、年龄、性别、婚否、门诊号、住院号、超声号和图像记录方式等。

(2)超声所见描述:脏器和病灶的测量数据。提取超声扫查所获得的全部信息中对诊断有价值的部分,用超声术语做简明扼要的描述。包括脏器(或病灶)的外形、大小、部位、回声(指内部回声、边界回声、后壁回声)等等,表面是否光滑,界限是否清楚,之间的毗邻关系也应做必要的描写。

(3)图像记录:采用各种图像记录方式,将典型图像记录下来,加以说明,使临床医师一目了然。

(4)超声诊断提示:根据超声检查所见图像特点,做出恰当的结论性诊断提示。如有下列情况者应提出建议:① 由于种种原因导致检查的脏器显示不清,建议复查;② 暂时不能明确诊断者,建议随访或观察;③ 需进一步明确诊断者,如发现肾积水,为明确肾积水原因,建议做进一步检查;④ 其他原因。

(5)签名并填写日期:检查医生签名并填写日期。

2. 注意事项

(1)检查前,必须核对患者姓名、性别、年龄及申请检查项目,以免发生差错。

(2)根据临床医生申请检查的目的、部位与要求进行检查。

(3)将超声检查中图像所见以文字并附图片的方式,写成正式文档,即超声诊断报告单。

(4)超声检查报告中必须使用规范的医学术语(如疾病名称)及超声医学术语(如强回声、点状回声等),不得使用自造的简称。

(5)超声报告内容与结果应与申请检查的目的、部位与要求一致,不仅要报告阳性发现,也应报告重要的阴性结果。

（6）对于特殊疑难病例,应及时与临床申请医生联系,咨询相关情况,以便及时准确报告。

（7）书写超声报告时,必须客观、科学、认真、详细,字迹工整、无错字、无涂改。

（8）超声报告书写完成后,交患者(作为检查的资料与凭证)或送至病房(需有关人员签字),反馈给申请医生,作为临床诊断与治疗的依据或参考。

八、实验中注意事项

1. 保持环境清洁和仪器定期除尘

灰尘是精密电子仪器的一大祸害,在医疗仪器维修中,因灰尘堆积在电接点、电路板、元件、通风进出口过滤网上而引发的仪器故障时有发生。

2. 保护好仪器探头

探头精密度很高,制造难度大,价格较昂贵。注意对超声诊断仪探头的保养,可延长其使用寿命。应做到:① 探头使用中应轻拿轻放,防止碰撞,切忌与硬物或尖锐物体碰撞,以免造成晶振损坏。② 探头电缆是由很细的多根电线相并外加屏蔽网和橡胶套组成的,不恰当的拉伸或扭曲易造成电线折断或屏蔽网、橡胶套开裂,会出现超声图像缺损和屏蔽不良干扰的现象。③ 探头要使用合格的耦合剂,不要使用有腐蚀性的或自配的耦合剂。使用后应及时擦净耦合剂。④ 如果检查暂停,应及时按下机器的冻结键,让探头停止工作,减少探头的磨损。机械探头尤其要注意这一点。⑤ 每次使用完毕后,用软布或软纸将探头擦干净,不得用水或有机溶剂擦洗,以免探头内部电路进水或损坏。⑥ 安装或拆卸探头时要断开电源,防止探头内部短路。⑦ 探头一般不可直接放入水中和其他溶剂中,探头的消毒灭菌应使用探头专用消毒箱或包扎消毒。

3. 保护开关按钮

使用者按压开关时力度要适当,不可用力过大,粗暴操作。

4. 减少开关机次数

频繁地开关机,会使开机电流、电压对仪器内元件的冲击次数增多,元件易老化、失效,致使仪器出现故障。若暂时不用,可不必关机。

（张顺花　孙医学　朱向明）

第二章　心脏及大血管超声检查技术

一、实验目的

（1）了解心脏及大血管超声检查的仪器条件。

（2）熟悉心脏及大血管的超声检查准备、检查体位。

（3）掌握心脏及大血管的超声检查方法、测量方法、正常超声表现及超声报告的书写规范。

二、实验内容

（一）检查准备

病人一般不需要做特殊准备，可在检查前休息片刻使呼吸心跳平稳，婴幼儿必要时可服用少许镇静剂，令其安睡以便于检查。

（二）检查体位

一般取仰卧位，必要时向左侧倾斜30°或45°，甚至90°。做胸骨上窝探察，可取坐位或仰卧位，同时将肩部垫高，让颈部裸露。

（三）超声仪器

心脏大血管的超声探测探头首选相控阵探头，成人检查用 2.5 MHz 或 3.0 MHz 的中心频率，婴幼儿可用 5.0 MHz。

（四）检查方法

1. 二维超声心动图

（1）胸骨旁左心室长轴切面：患者取左侧 30°卧位，探头置于胸骨左缘第 3、4 肋间，距胸骨 10～30 mm 处。超声束近似垂直向后扫查，扇面与患者右肩到左腰的连线平行，获取此切面。该切面可清晰显示主动脉、心腔、室间隔和瓣膜的结构和活动情况，是左侧心腔的标准切面之一（见图 2.1）。

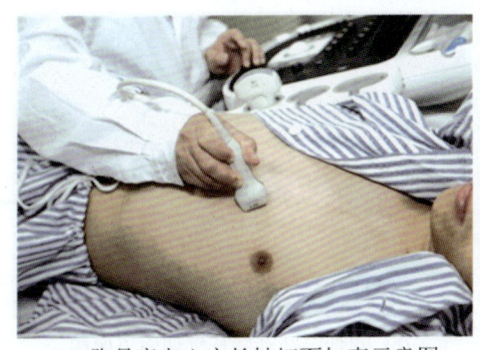
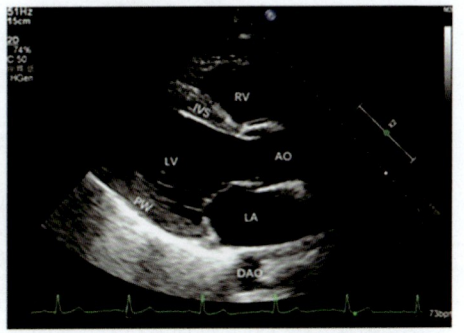

| (a) 胸骨旁左心室长轴切面扫查示意图 | (b) 胸骨旁左心室长轴切面声像图 |

图 2.1　胸骨旁左心室长轴切面

RV:右心室;AO:主动脉;DAO:降主动脉;LV:左心室;LA:左心房;IVS:室间隔;PW:左室后壁

（2）胸骨旁主动脉根部短轴切面:患者取左侧 30°卧位,探头上移至第 3 肋间紧贴胸骨缘向右上方倾斜,获取此切面。该切面可清晰显示主动脉及主动脉瓣、肺动脉及肺动脉瓣,右心室流出道和三尖瓣等结构及异常(见图 2.2)。

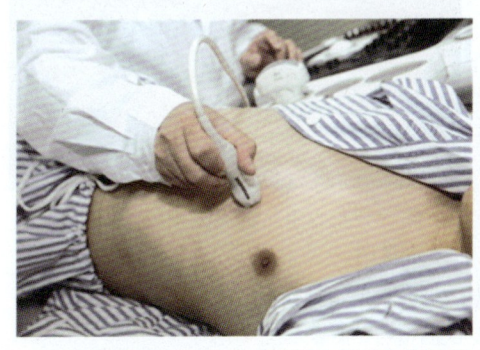
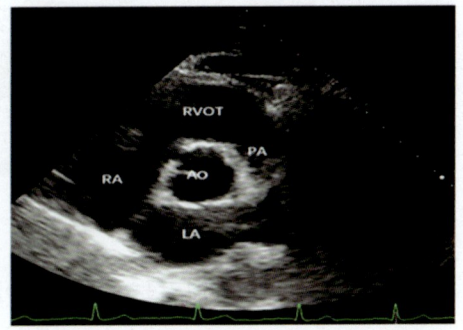

| (a) 胸骨旁主动脉根部短轴切面扫查示意图 | (b) 胸骨旁主动脉根部短轴切面声像图 |

图 2.2　胸骨旁主动脉根部短轴切面

RA:右心房;RVOT:右室流出道;PA:肺动脉;LA:左心房;AO:主动脉

（3）胸骨旁肺动脉长轴切面:患者取左侧 30°卧位,探头在第 3 肋间(少数人上移至第 2 肋间),获取此切面。该切面可清晰显示肺动脉、肺动脉分叉的病变,动脉导管未闭也常在此切面上显示(见图 2.3)。

（4）胸骨旁左心室二尖瓣水平短轴切面:患者取左侧 30°卧位,探头置于左侧第 4 肋间,距胸骨稍远处,探头方向垂直向后,可以显二尖瓣口水平处的左心室短轴切面。该切面可清晰显示二尖瓣口的左右径和前后径、室间隔与左心室后壁活动及二尖瓣口形态等(见图 2.4)。

（5）胸骨旁左心室乳头肌短轴切面:患者取左侧 30°卧位,探头位置同上,但向左下方倾斜程度减小,如探头位于心脏搏动处,则向上稍向内倾斜,获取此切面。在该切面可清晰显示左心室壁及乳头肌的病变,还可以测量心腔面积(见图 2.5)。

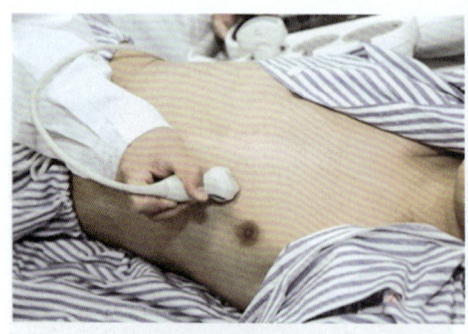
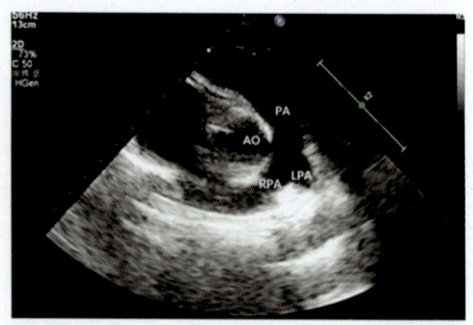

(a) 胸骨旁肺动脉长轴切面扫查示意图　　　(b) 胸骨旁肺动脉长轴切面声像图

图 2.3　胸骨旁肺动脉长轴切面

AO:主动脉;PA:肺动脉;RPA:右肺动脉;LPA:左肺动脉

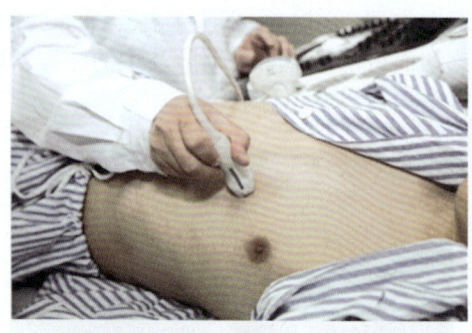
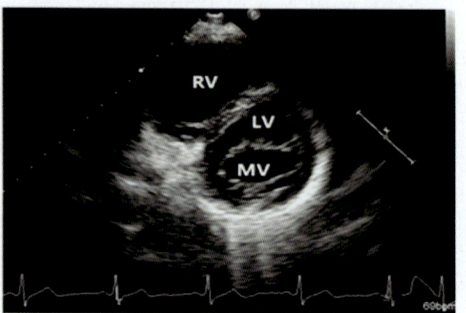

(a) 胸骨旁左心室二尖瓣水平短轴切面　　　(b) 胸骨旁左心室二尖瓣水平短轴切面
　　　扫查示意图　　　　　　　　　　　　　　　声像图

图 2.4　胸骨旁左心室二尖瓣水平短轴切面

RV:右心室;LV:左心室;MV:二尖瓣

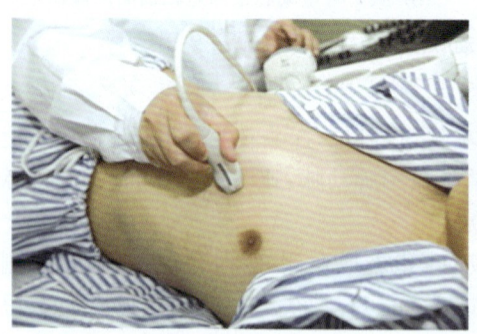
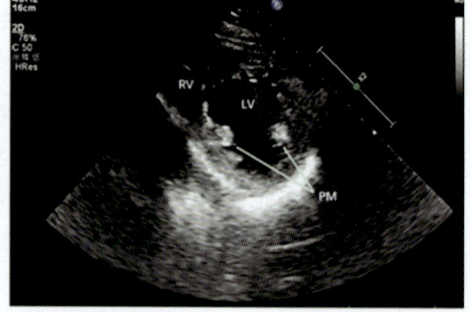

(a) 胸骨旁左心室乳头肌短轴切面　　　　　(b) 胸骨旁左心室乳头肌短轴切面
　　　扫查示意图　　　　　　　　　　　　　　　声像图

图 2.5　胸骨旁左心室乳头肌短轴切面

RV:右心室;LV:左心室;PM:乳头肌

（6）胸骨旁左心室心尖短轴切面：患者取左侧30°卧位，探头置于患者胸壁上扣及心尖搏动处，或探头从扫查左心室长轴切面的位置下移一个肋间，通常在第4肋间，探头方向朝向左下方，获取此切面。该切面可清晰显示左心室近心尖部的病变，如心尖室壁瘤、血栓等（见图2.6）。

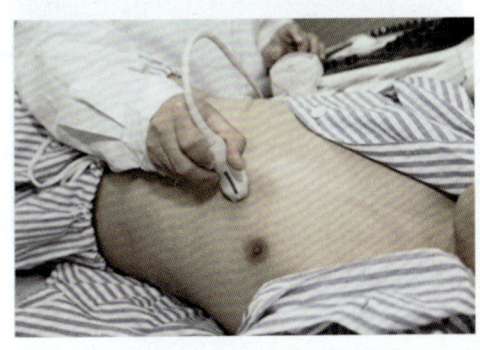 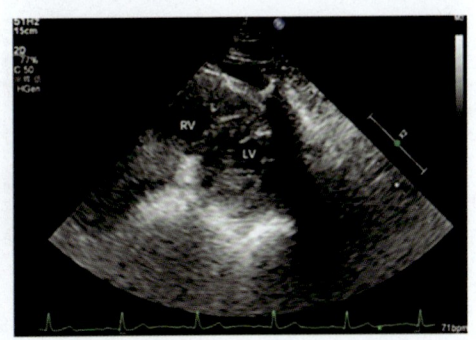

(a) 胸骨旁左心室心尖短轴切面　　　　(b) 胸骨旁左心室心尖短轴切面
　　　扫查示意图　　　　　　　　　　　　　声像图

图2.6　胸骨旁左心室心尖短轴切面
RV：右心室；LV：左心室

（7）胸骨旁四腔心切面：患者取左侧30°卧位，探头置于胸骨旁左缘第4或第5肋间，扫查方向与左心室长轴切面近似垂直，声束指向右后上方与胸壁方向近似平行，获取此切面。该切面可清晰显示四个心腔、房室瓣、房间隔以及室间隔结构及病变（见图2.7）。

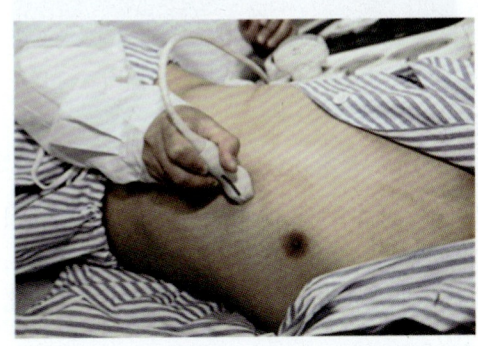 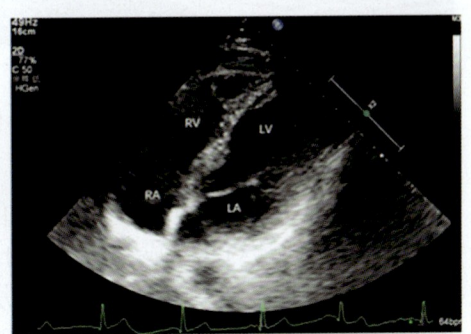

(a) 胸骨旁四腔心切面扫查示意图　　　　(b) 胸骨旁四腔心切面声像图

图2.7　胸骨旁四腔心切面
RV：右心室；LV：左心室；RA：右心房；LA：左心房

（8）心尖四腔心切面：患者取左侧30°～45°卧位，探头置于左心室心尖搏动点稍内侧，探头方向指向右肩，获取此切面。该切面可清晰显示心脏的四个心腔、左右房室瓣、房间隔、室间隔、肺静脉等结构（见图2.8）。

（9）心尖五腔心切面：患者取左侧30°～45°卧位，探头位置同上，略向前倾斜，获取此切面。该切面可显示主动脉根部及主动脉瓣、左心室流出道、房室瓣、房室心腔、室间隔等结构及病变(见图2.9)。

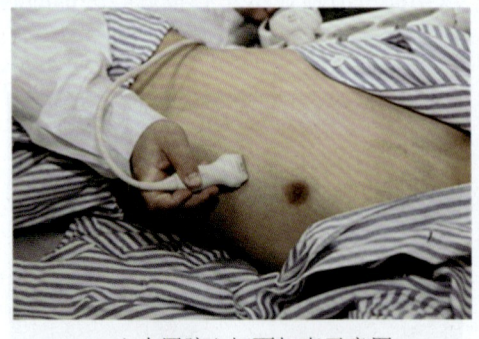
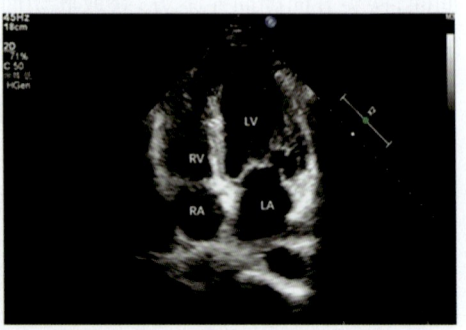

(a) 心尖四腔心切面扫查示意图　　　　(b) 心尖四腔心切面声像图

图 2.8　心尖四腔心切面

RV:右心室;LV:左心室;RA:右心房;LA:左心房

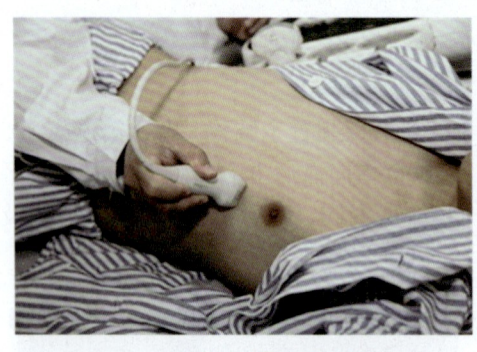
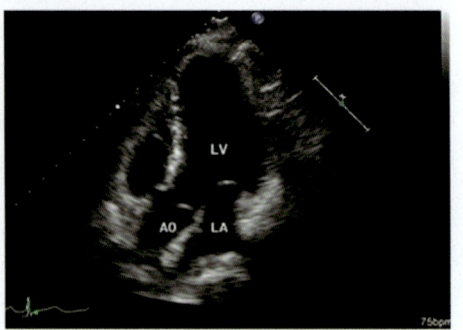

(a) 心尖五腔心切面扫查示意图　　　　(b) 心尖五腔心切面声像图

图 2.9　心尖五腔心切面

LV:左心室;LA:左心房;AO:主动脉

(10) 剑下四腔心切面:患者取平卧位,探头置于剑突下,超声束平面从矢状扫查方向顺时针转动约90°,成与胸廓的胸、背面平行的扫查方向,探头方向倾斜向上指向左肩,获取此切面。该切面可显示房间隔、四个心腔、房室瓣、室间隔病变。此切面易于判断是否患有心包积液(见图2.10)。

(11) 剑下心房两腔长轴切面:患者取平卧位,探头位置与剑下四腔心图相同,顺时针方向转动探头,获取此切面,至心室部分的图像消失,只显示心房及房间隔。该切面可显示左心房、右心房、房间隔和上、下腔静脉等结构,是观察房间隔病变及其与腔静脉关系的重要切面(见图2.11)。

(12) 胸骨上窝主动脉弓长轴切面:患者取平卧位,头部后仰检查,探头置于胸骨上窝或右锁骨上窝处,超声束向下投射,扫查平面与主动脉弓的走向平行,即超声束平面介于冠状面与矢状面之间,获取此切面。该切面可显示升主动脉、主动脉弓及降主动脉起始部的病变(见图 2.12)。

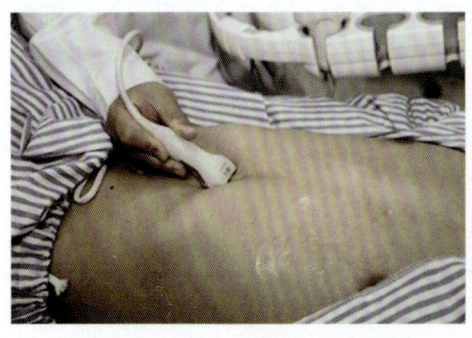
(a) 剑下四腔心切面扫查示意图

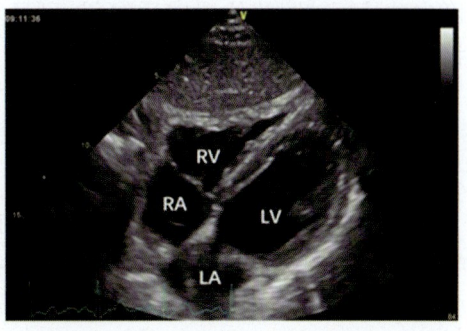
(b) 剑下四腔心切面声像图

图 2.10　剑下四腔心切面
RV:右心室;LV:左心室;RA:右心房;LA:左心房

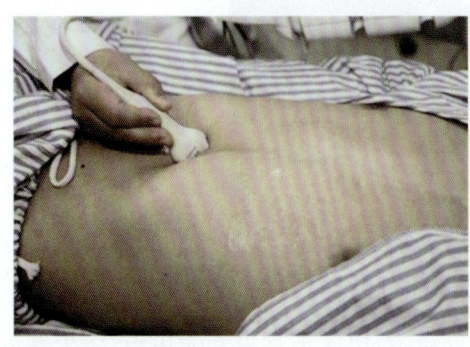
(a) 剑下心房两腔长轴切面扫查示意图

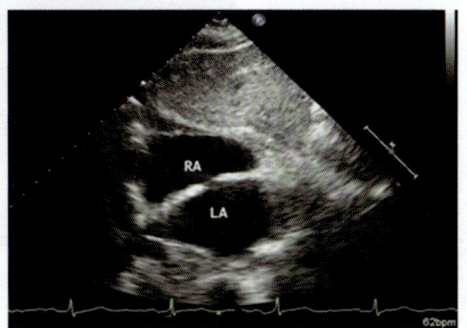
(b) 剑下心房两腔长轴切面声像图

图 2.11　剑下心房两腔长轴切面
RA:右心房;LA:左心房

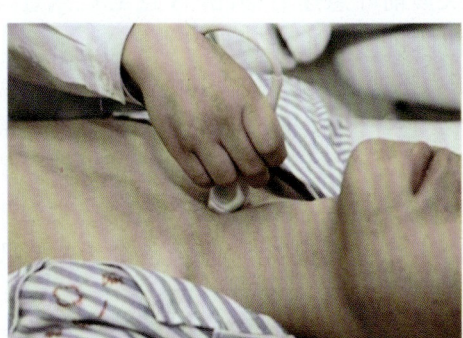
(a) 胸骨上窝主动脉弓长轴切面扫查示意图

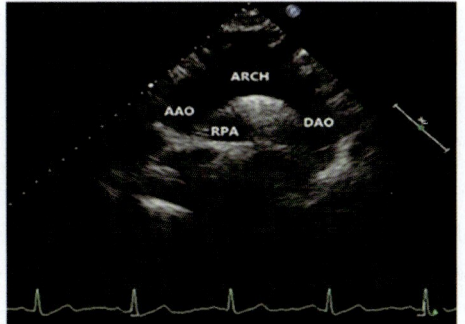
(b) 胸骨上窝主动脉弓长轴切面声像图

图 2.12　胸骨上窝主动脉弓长轴切面
ARCH:主动脉弓;DAO:降主动脉;AAO:升主动脉;RPA:右肺动脉

（13）胸骨上降主动脉长轴切面:嘱患者平卧位,头部后仰检查,探头从胸骨上区主动脉短轴图的位置向后倾斜,可显示降主动脉的上段及主动脉弓的一部分。该切面可显示降主动脉的病变。

2. M 型超声心动图

根据需要先获得满意的二维切面,在图像上调节 M 型取样线的位置,以获取不同部位的 M 型超声心动图波群。

临床常用的 M 型超声心动图曲线有以下两种:

（1）二尖瓣曲线（见图 2.13）:典型的二尖瓣曲线为双峰曲线（E 峰和 A 峰）,二尖瓣前后叶呈逆向活动,现分述如下:

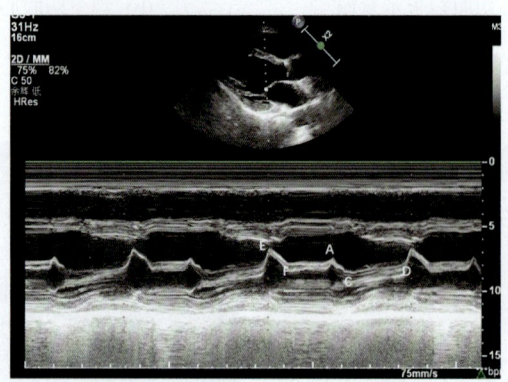

图 2.13 二尖瓣前后叶 M 型曲线

A 峰:在心电图 P 波之后出现。心房收缩,左房压力高于左室压力,二尖瓣再次开放产生向上的 A 峰。

B 点:心房收缩后房内压下降,二尖瓣前叶恢复原位,处于半闭合状态,曲线下降至 B 点。一般情况下心室立即收缩,二尖瓣前叶急速后移,由 A 点至 C 点直线下降,故 B 点显示不清,仅在房室传导阻滞时因间期延长而出现 B 点。

C 点:心电图 R 波后心室收缩,左室压力迅速上升超过左房时,二尖瓣前叶向后移位,前后叶关闭合拢,心音图上产生第一心音,二尖瓣前叶活动曲线上出现最低点 C 点。

CD 段:心动图上 CD 段为一缓慢上升的平段。在 CD 段的全过程中二尖瓣前后叶处于关闭状态。除末段在第二心音后为等长舒张期外,绝大部分为左室收缩期。

D 点:出现于 T 波与第二心音之后,二尖瓣即将开放。

DE 段:心室舒张,左室压力继续下降,当低于左房时,二尖瓣迅速开放前移,形成 DE 段。

E 峰:左室快速充盈,二尖瓣迅速开放产生 E 峰。

EF 段:左室快速充盈后,左室内压力迅速上升,左房左室间压力阶差变小,二

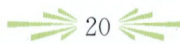

尖瓣逐渐后移处于半关闭状态,形成 EF 段。

（2）主动脉瓣曲线:主动脉瓣的 M 型运动曲线呈一六边形盒样曲线。收缩期瓣口开放,故两线分开且相互平行。舒张期瓣口关闭,两线合并。其中前线代表右冠状动脉瓣,后线代表无冠状动脉瓣。

3. 多普勒超声

（1）频谱多普勒(见图 2.14,图 2.15):取样部位:脉冲多普勒频谱曲线反映某一狭小范围内的血流情况,对异常血流的位置能准确定位。连续多普勒与脉冲多普勒有所不同,其观察对象是某一扫查平面上某一扫描线由近至远的全部频移,只反映扫描线所指方向上血流状态的总和。

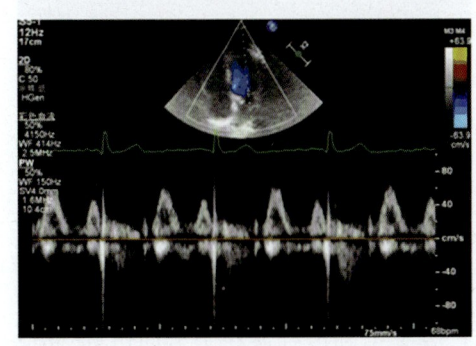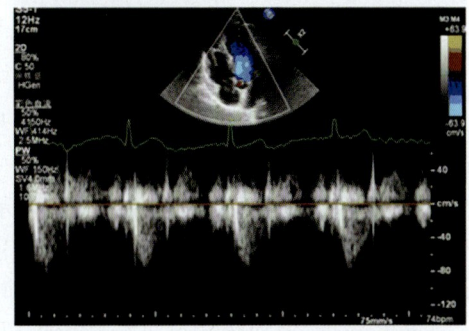

图 2.14　二尖瓣口血流脉冲多普勒频谱　　图 2.15　主动脉瓣口血流脉冲多普勒频谱

血流出现时间:多普勒频移曲线常与心电图同步记录,故可以观察频谱曲线上各个波形的出现时间,不仅能了解当前血流处于收缩期还是舒张期,还可判明正处于收缩期或舒张期中早、中、晚哪个阶段,是在 E 峰之前还是 E 峰之后。这对了解血流动力学变化,判明血流性质,鉴别正常血流或异常返流等均有重要参考价值。

血流方向:频谱信号位于频谱图基线上方者,表示血流方向朝向探头;位于基线下方者,表明血流方向背离探头。

频移幅度:频移大小(即幅度高低)与血流速度成正比,故由其幅度高低即可推知速度的快慢。

离散幅度:离散幅度是指多普勒频谱图上某一瞬间曲线在纵坐标上的上下宽度,故又称频谱宽度。它代表取样容积内红细胞活动速度的分布状况。层流者的取样容积内红细胞向同一方向流动,速度基本一致,离散幅度很小,故频谱上下宽度很窄,呈一纤细平整、毛刺很少、与基线间有一空窗的曲线。但血流紊乱者(如湍流与涡流),其取样容积内红细胞的运行速度相差甚远,亦有方向相反快速流动者,故频谱图上曲线离散幅度很大,上下明显变宽,曲线的波峰与零线间空窗消失,呈实填的频谱图。因此,检查者由多普勒频谱图上心动周期某一时间曲线的离散幅度,即可推知该部位的血流速度分布及有无紊乱血流存在的情况等。

（2）彩色多普勒（见图 2.16，图 2.17）：血流部位：结合二维超声可准确判断异常血流的位置。

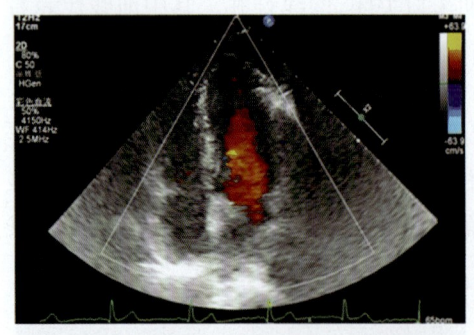 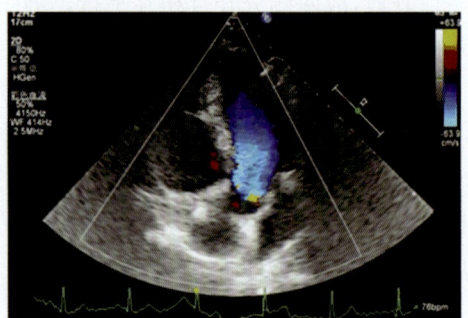

图 2.16　二尖瓣口舒张期彩色多普勒　　　图 2.17　主动脉瓣口收缩期彩色多普勒
　　　　　血流成像　　　　　　　　　　　　　　　　血流成像

血流时相：当图像冻结后，可根据同步记录心电图的终点位置，推知血流在心动周期中血流成像的时相。

血流颜色：血流朝向探头，以红色表示；血流背离探头，以蓝色表示。如某部位有涡流形成，其血流方向错综复杂，则该区成红蓝交错、五彩相间的特殊图像。检查者根据血流成像图上各部位的颜色，即可判断血流的方向及性质。

色彩辉度：对血流频谱进行彩色编码时，除考虑到以红蓝代表方向以外，也考虑到以彩色的明暗程度即辉度级代表血流的速度。色彩暗淡者表示血流速度缓慢，色彩鲜亮者表示血流迅速。

血流范围：二维彩色多普勒血流成像除能探测血流的性质、方向、速度外，还能观察血流的范围。在图像上显示出某一血流由何处起始，何处终止，宽度如何，有无转向等。

（五）测量方法

1. 二维超声心动图

二维超声实时扫查，同步记录心电图。以心电图 QRS 波的 R 波顶点为舒张期末，T 波终点为收缩期末。根据需要测量的参数，选择不同的扫查切面和心动周期时相。分别对相应的参数进行测量和计算。

（1）左房内径：左房前后径：取胸骨旁左室长轴切面，冻结图像回放至心室期末，此时二尖瓣即将开放，左房内径最大。测量光标放置在二尖瓣上，相当于左房中下 1/3 交界水平，由主动脉根部后方的左房前壁内缘垂直测量至后壁内缘。

左房上下径：取心尖四腔切面，冻结图像回放至心室收缩期末。左房上下径由二尖瓣关闭缘中点到左房顶部中点（测内缘）。

左房左右径：取心尖四腔切面，冻结图像回放至心室收缩期末。左房左右径由房间隔中点到左房侧壁中点（测内缘）。

(2) 右房内径:右房上下径:取心尖四腔切面,冻结图像回放至心室收缩期末。右房上下径由三尖瓣关闭缘中点到右房顶部中点(测内缘)。

右房左右径:取心尖四腔切面,冻结图像回放至心室收缩期末。右房左右径由房间隔中点到右房侧壁中点(测内缘)。

(3) 左室内径:左室前后径:取胸骨旁左室长轴切面,冻结图像回放至心室舒张期末。测量光标置于二尖瓣腱索水平,从室间隔的左室面心内膜垂直测量至左室后壁心内膜面。

左室上下径:取心尖四腔切面,冻结图像回放至心室舒张期末。测量光标从二尖瓣瓣环水平中点到心尖部左室腔最远点心内膜面。

左室左右径:取心尖四腔切面,冻结图像回放至心室舒张期末。测量光标置于左室中上 1/3 交界水平,从室间隔心内膜面测量至左室侧壁心内膜面。

左室流出道内径:取胸骨旁左室长轴切面或心尖五腔心切面,分别测量收缩期末和舒张期末左室流出道内径。测量光标置于左室流出道最窄的区域,从室间隔左室面心内膜测量至二尖瓣前叶左室面。评价左室流出道狭窄及其程度,收缩期内径较舒张期内径意义更大。

(4) 室壁厚度:取胸骨旁左室长轴切面,冻结图像回放至心室舒张期末,于二尖瓣腱索水平分别测量右室前壁、室间隔及左室后壁厚度。

右室前壁:测量光标从右室前壁心外膜测量至心内膜。

室间隔:测量光标从室间隔右室面心内膜测量至左室面心内膜。

左室后壁:测量光标从左室后壁心内膜测量至心外膜。

(5) 右室内径:右室前后径:取胸骨旁左室长轴切面,冻结图像回放至心室舒张期末。测量光标置于腱索水平(相当于左室前后径测量水平),从室间隔的右室面心内膜垂直测量至右室前壁心内膜面。

右室上下径:取心尖四腔切面,冻结图像回放至心室舒张期末。测量光标从三尖瓣瓣环水平中点到心尖部右室腔最远点心内膜面。

右室左右径:取心尖四腔切面,冻结图像回放至心室舒张期末。测量光标置于右室中上 1/3 交界水平,从室间隔心内膜面测至右室侧壁心内膜面。

右室流出道内径:取胸骨旁心底大血管短轴切面或右室流出道切面,分别测量收缩期末和舒张期末内径。测量光标置于右室流出道最窄的区域,从室间隔右室面心内膜垂直测量至右室流出道前壁心内膜面。同样,测量右室流出道狭窄程度,收缩期内径较舒张期内径意义更大。

(6) 主动脉内径:取胸骨旁左室长轴切面,冻结图像回放至心室收缩期开始,即主动脉瓣开放后第一帧图像,分别测量主动脉瓣环、主动脉窦部(乏氏窦)、主动脉嵴及升主动脉内径。取胸骨上窝主动脉弓长轴切面,冻结图像回放至心室收缩期开始。分别测量主动脉弓及三个主要分支,以及胸主动脉内径。

主动脉瓣环内径:测量光标置于主动脉瓣环水平,从主动脉前壁内缘垂直测量至后壁内缘。

主动脉窦部内径:测量光标置于主动脉窦部中点,从主动脉前壁内缘垂直测量至后壁内缘。

主动脉峡内径:测量光标置于主动脉峡水平(主动脉窦上缘水平),从主动脉前壁内缘垂直测量至后壁内缘。

升主动脉内径:测量光标置于升主动脉中段,从主动脉前壁内缘垂直测量至后壁内缘。

主动脉弓及分支内径:测量光标置于主动脉弓中段,即右头臂动脉与左颈总动脉之间,从前壁内缘垂直测量至后壁内缘。头臂干、左颈总动脉及左锁骨下动脉内径分别将测量光标置于距各自开口 10 mm 处进行测量(测内缘)。

胸主动脉内径:测量光标置于左锁骨下动脉开口的下方 10～20 mm 处进行测量(测内缘)。

(7)肺动脉内径:取胸骨旁心底大血管短轴切面,冻结图像回放至心室收缩期开始,即肺动脉瓣开放后第一帧图像,分别测量肺动脉瓣环、主肺动脉及左、右肺动脉内径。

肺动脉瓣环内径:测量光标置于肺动脉瓣环水平,从肺动脉一侧壁的内缘垂直测量至对侧壁的内缘。

主肺动脉内径:测量光标置于主肺动脉中段(肺动脉瓣上 20 mm),从肺动脉一侧壁的内缘垂直测量至对侧壁的内缘。

左、右肺动脉内径:测量光标置于左、右肺动脉起始段(距肺动脉分叉约 10 mm 处),从左、右肺动脉一侧壁的内缘垂直测量至另一侧壁的内缘。

(8)下腔静脉内径:取剑突下腔静脉长轴切面,平静呼吸状态下呼气末冻结图像,测量光标置于距右房入口 10～20 mm 处测量下腔静脉内径(测内缘)。然后在深吸气状态下于吸气末测量下腔静脉内径。

2. M 型超声心动图

(1)运动速度:测量该曲线段的斜率,即为其运动速度,如二尖瓣前叶 EF 段的斜率,即为 EF 段幅度除以 EF 段时间。

(2)运动幅度:测两点之间的垂直幅度。

(3)心腔、大血管内径:测量时相选择舒张末期,以心电图 R 波顶点为舒张末期的标准,在此处进行测量。收缩末期,以心电图 T 波终末为标准,在此处进行测量。从被测量结构一侧的前缘测至另一侧回声的前缘。

3. 正常值

(1)二尖瓣前叶:EF 速度(斜率):7～19 cm/s。DE 幅度:17～28 mm。A/E 峰比值:0.5～0.7。

(2)主动脉及主动脉瓣:主动脉壁收缩运动幅度:10 mm。主动脉瓣瓣叶开放距离:16～26 mm。

（3）肺动脉瓣:a波深度:2~6 mm。bc幅度:12~15 mm。

（4）室间隔:舒张末期厚径:7~11 mm。运动幅度:5~11 mm。

（5）左心室内径及左室后壁:左心室内径（收缩/舒张）:前/后径:27.2~32.7 mm/40.0~50.6 mm;左/右径:28.3~33.5 mm/41.4~52.8 mm;上/下径:52.0~62.8 mm/63.6~78.8 mm。

左室后壁:舒张末期厚径为7~11 mm。

运动幅度:男性为5~14.0 mm;女性为5~12.5 mm。

（6）右心室内径及右室前壁:右心室内径（收缩/舒张）:前/后径:16.0~21.7 mm;左/右径:26.0~32.8 mm;上/下径:50.6~65.5 mm。

右室前壁厚径:4~5 mm。

（六）正常超声表现

各房室腔内径在正常范围,室间隔及左、右室壁厚度正常,运动协调,收缩幅度正常,房、室间隔连续完整。各瓣膜形态、结构、启闭运动未见异常。大动脉关系及发育正常。心包腔未见异常。

多普勒检查:心内各部未探及明显异常血流信号。

（七）超声报告示范

超声所见:

1. B型、M型超声心动图

（1）各心房、心室位置及连接关系正常,内径在正常范围以内。

（2）房、室间隔连续完整。

（3）室间隔及左心室后壁厚度正常,搏动良好,静息状态下未见明显节段性运动异常。

（4）各瓣膜结构、回声、开放、闭合未见异常。二尖瓣EF斜率、DE振幅均正常。

（5）主动脉、主肺动脉及左、右肺动脉结构、连接正常;肺静脉及上、下腔静脉结构及连接正常。

2. 多普勒超声心动图

（1）各瓣膜口未见返流血流信号及湍流频谱。二尖瓣口舒张期血流频谱测值:E峰为90 cm/s;A峰为40 cm/s。

（2）房、室间隔及大血管水平未探及分流。

（3）左心收缩功能测值:EF为60%。

超声提示:

心脏形态结构、各瓣膜活动及各瓣口血流信号未见明显异常。

三、实验注意事项

（1）做超声心动图检查时，要注意变更体位，以便获取清晰的图像。观察心脏结构及病变时，应注意多切面扫查，避免漏诊及误诊。

（2）可根据检查需要调整患者呼吸状态。如少数肺气肿患者可嘱其于呼气末屏气，行剑突下探查时嘱其吸气，可使心脏更接近探头。

（3）注意标明探头方位，并根据需要调节仪器增益和灰阶。

（4）在进行多普勒检查时，声束方向需与血流方向尽可能平行（夹角小于60°），以获取准确数据。

四、思考题

（1）做超声心动图时，哪些措施可以增加图像帧频，从而提高时间分辨率？

（2）为什么脉冲多普勒可以准确定位异常血流的部位，而连续多普勒只能反映扫描线所指方向上血流状态的总和？

五、知识拓展

近年来，超声心动图技术发展迅速。三维超声心动图使得心脏形态结构和瓣膜活动的评估变得立体、形象。组织多普勒技术、二维斑点追踪技术可使心脏收缩和舒张功能的评估更全面、精确。声学造影技术不仅可以准确显示心内膜的边界，而且可以敏感地发现心肌微循环的异常灌注区。

（李阳　宋伟　吕宏安　黄向阳）

第三章　胸腔与肺超声检查技术

第一节　胸　　腔

一、实验目的

（1）了解胸腔超声检查的仪器条件。

（2）熟悉胸腔超声的检查准备、检查体位。

（3）掌握胸腔超声的检查方法、测量方法、正常超声表现及超声报告的书写规范。

二、实验内容

（一）检查准备

胸腔超声检查一般不需做特殊的准备。

（二）检查体位

胸腔超声检查最常用的体位为坐位。

前胸扫查时，嘱病人双手抬至头部，使前肋间隙增宽。

背部扫查时，嘱病人背对检查者，上肢上举或双手交叉抱肘关节，使肩胛骨拉开，可避免肩胛骨遮盖影响探查。

侧胸扫查时，嘱病人上肢上举，充分暴露腋下区。

对于危重或年老体弱病人，可取平卧位或侧卧位，根据病灶部位而定。

（三）超声仪器

胸腔的超声探测探头首选凸阵探头，常用的探头频率为 3.0～3.5 MHz；胸壁等浅表病变也可选高频探头，探头频率为 9.0～12 MHz。

（四）检查方法

一般采用肋间途径，自上而下逐一在肋间隙进行扫查，扫查顺序是逐步从左右半胸的前侧部开始，从第 2 到第 4(右侧第 5)肋间隙，从胸骨旁线到腋中线；后胸部沿着椎旁线从肩胛线到腋后线(见图 3.1)。

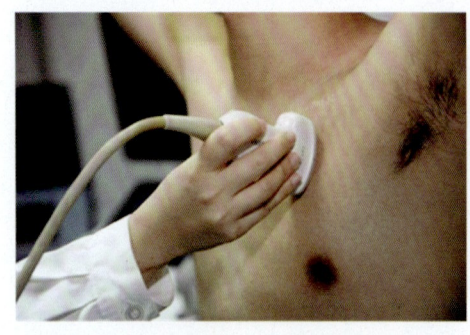
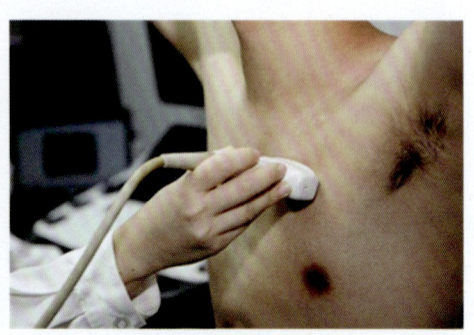

(a) 经前胸壁纵切扫查示意图　　　　(b) 经前胸壁横切扫查示意图

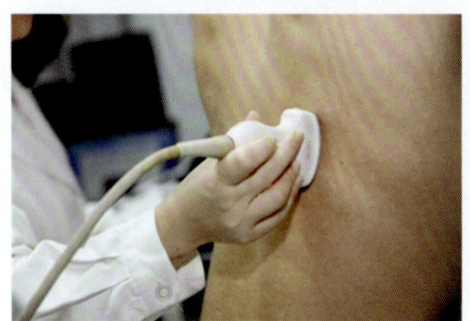
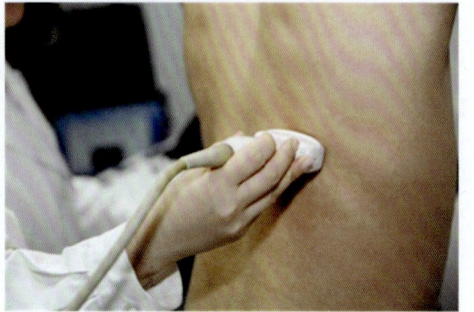

(c) 经后胸壁纵切扫查示意图　　　　(d) 经后胸壁横切扫查示意图

图 3.1　胸腔的超声检查方法

纵隔病变可采用胸骨上及胸骨旁探查途径，偶尔采用胸骨下探查途径。采用胸骨上探查时，病人取仰卧位，头部后仰、头转向对侧，在呼气时可有利于观察纵隔结构。

（五）测量方法

确定病变部位及范围后，测量病变大小及其与周围的关系。如：积液深度、肿块大小、形态、内部回声、周边情况等。

（六）正常超声表现

胸壁：沿肋间用高频探头可显示皮肤、皮下脂肪、胸壁肌层及内外侧筋膜结构，厚 2～3 mm。皮肤下方低回声为皮下脂肪组织，胸壁肌层为实性等回声，筋膜为细线状高回声，声像图表现为高-低-等-高回声。

　　胸膜:以肋骨为声学标志,胸膜腔位于肋骨深面约 10 mm 处。沿肋间扫查,在胸壁肌层深面可见弧形明亮的细带状高回声,系由壁层胸膜、极少量生理性浆液的界面反射而产生,认为是壁层胸膜的标志。含气肺组织被脏层胸膜紧紧覆盖,形成光滑平整的强反射面,是脏层胸膜的标志。两层胸膜之间可见细条状低回声带,将二者分离,内为微量(13~15 mL)浆液充填(见图 3.2)。

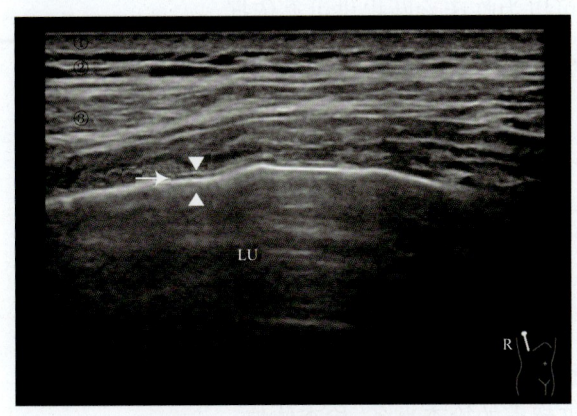

图 3.2　正常胸壁结构声像图

肋间扫查,由浅至深分别为皮肤层(①)、脂肪层(②)和胸壁肌层(③),壁层胸膜内侧缘(▼)呈连续线状强回声,脏层胸膜与肺形成强回声反射(▲),两层胸膜之间见极薄的无回声带为胸膜腔(→);LU:肺组织

　　膈肌:以肝脏、脾脏做声窗扫查时,膈肌表现为弧形的条状高回声,可随呼吸做规律运动。

(七)超声报告示范

　　超声所见:以坐位背部左侧胸腔探查,于肩胛线第 6 至第 7 肋间水平探及液性暗区,液平最大深度约 65 mm,内透声差,内可见肺组织漂浮。
　　超声提示:左侧胸腔积液。

三、实验注意事项

　　大量胸腔积液一般较易诊断,而肋膈角处的少量积液则易漏诊。因此,探查胸腔积液时要特别注意两侧肋膈角区域。

四、思考题

　　(1)简述经胸超声检查纵隔病变的优缺点。
　　(2)简述胸腔积液的测量方法。

五、知识拓展

胸膜病变的探查不受肺内气体干扰,而高频超声有较高的软组织分辨率,可清晰显示病变范围、厚度、胸膜平整度等。在超声引导下,经皮穿刺胸膜病变组织活检及细胞学检查可以为临床诊断提供可靠依据。

第二节 肺

一、实验目的

(1) 了解肺脏超声检查的仪器条件。
(2) 熟悉肺脏超声的检查准备、检查体位。
(3) 掌握肺脏超声的检查方法、测量方法及正常超声表现。

二、实验内容

(一)检查准备

肺脏超声检查一般不需做特殊的准备。

(二)检查体位

肺脏超声检查可采用仰卧位、俯卧位、侧卧位等多个体位,视病变部位选择合适的体位。

(三)超声仪器

肺脏的超声探测探头首选凸阵探头,常用的探头频率为 3.0～3.5 MHz。

(四)检查方法

一般采用肋间途径,自上而下逐一在肋间隙进行扫查,扫查顺序同胸腔检查方法。

右侧肺底病变可选择右肋下斜切、左侧选择左肋下斜切,分别通过肝脏、脾脏为声窗类来观察肺底情况与横膈的关系(见图 3.3)。

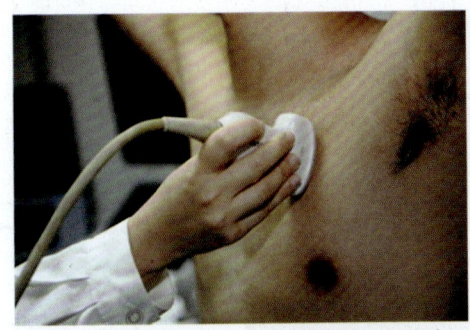
(a) 经前胸壁纵切面扫查示意图

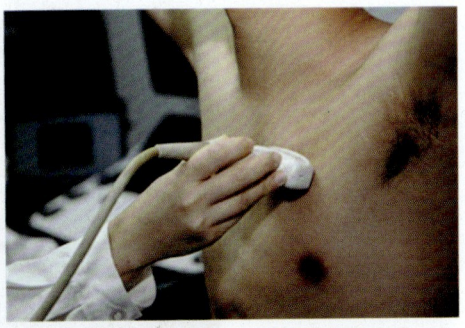
(b) 经前胸壁横切面扫查示意图

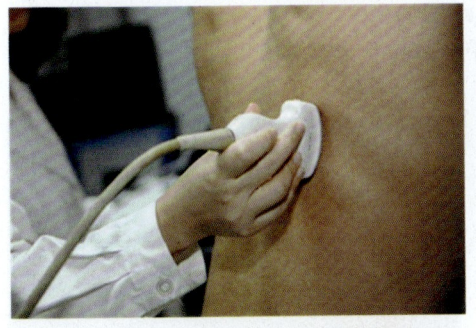
(c) 经后胸壁纵切面扫查示意图

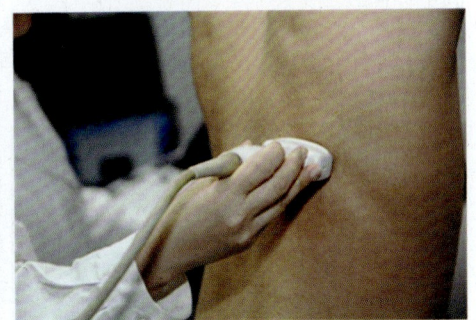
(d) 经后胸壁横切面扫查示意图

图 3.3　肺的超声检查方法

（五）测量方法

确定病灶部位及范围后,测量病灶大小及其与周围肺组织的关系。

（六）正常超声表现

在肺组织的超声图像中,唯一能被显示的是胸膜组织(包括脏层胸膜和壁层胸膜),含气肺组织被脏层胸膜覆盖,形成一个光滑的强反射面,影响声波向深方传播,表现为弧形强回声,为"胸膜线",随呼吸做上下运动,称为"滑动征"。肋骨声影和胸膜线构成的图像,称为"蝙蝠征",是识别肺部表面的标志(见图 3.4)。

"A"线及"B"线:当声波垂直投射于光滑的胸膜-肺界面时,可出现"混响伪像",表现为垂直于超声束且等距离排列的多条强回声,间距等于皮肤到胸膜线的距离,称为"A"线,代表肺组织正常充气或充气过度。当空气含量降低或一些渗出液、漏出液、胶原及血液等致使肺密度增加,导致肺表面不规则,出现起自胸膜且与胸膜垂直,呈激光状分布的条状高回声,可延伸至屏幕边缘,即"彗星尾"征,称为"B"线(见图 3.5)。

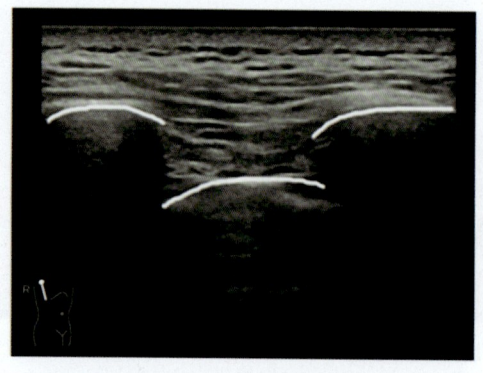

图 3.4 "蝙蝠征"声像图

肋骨的声影与胸膜线强回声(弧线区)构成"蝙蝠征"

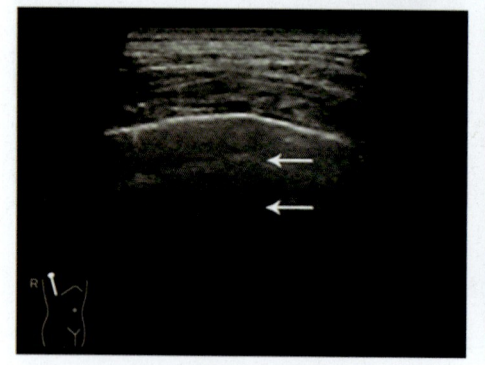

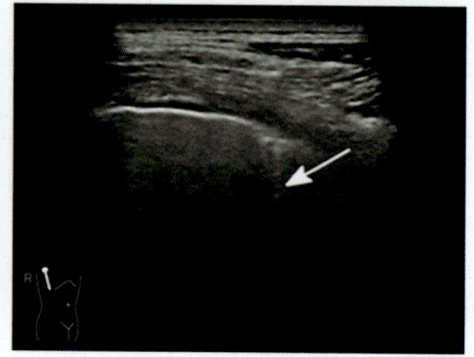

(a) "A"线声像图，表现为平行
分布的多条强回声（←）

(b) "B"线声像图，起自胸膜且与胸
膜垂直，呈激光状分布的条状
高回声，即"彗星尾"征（↑）

图 3.5 "A"线及"B"线声像图

三、实验注意事项

较小的肺实变采用线型探头探测更有优势；而较大的肺实变，线型探头则不适于精确检测它的边界，反而微凸型和相控型探头效果更佳。

四、思考题

(1) 简述"A"线和"B"线的定义。
(2) 简述典型肺炎性病变与肺恶性肿瘤的超声鉴别要点。

五、知识拓展

　　肺部超声对多种急慢性疾病的评估意义重大,从心源性肺水肿到急性肺损伤,从气胸到肺炎,从间质性肺疾病到肺梗死和挫伤等。在儿童和新生儿中,肺部超声检查对诊断患小儿肺炎比胸片灵敏度更高。肺部超声适合对可疑疾病进行评估,这项检查技术在今后的几年将成为许多急慢性疾病的重要检查标准。

(孙医学　张顺花　何年安)

第四章　消化系统超声检查技术

第一节　肝　　脏

一、实验目的

（1）了解肝脏超声检查的仪器条件。

（2）熟悉肝脏超声的检查准备、检查体位。

（3）掌握肝脏超声的检查方法、测量方法、正常超声表现及超声报告的书写规范。

二、实验内容

（一）检查准备

肝脏超声检查一般不需做特殊的准备，对于某些腹腔胀气明显，影响到肝脏显示的患者，建议空腹检查，以便更好地显示肝脏及肝门部的结构。

（二）检查体位

肝脏超声探测的常用体位为平卧位及左侧卧位，偶尔取右侧卧位、坐位或半卧位。

（三）超声仪器

首选凸阵探头，频率为 3.0～3.5 MHz，肥胖患者可用 2.5 MHz，儿童可用 5.0 MHz。调节仪器参数，在二维超声图像上尽量使正常肝脏浅部和深部实质回声场均匀一致，肝内管道结构回声清晰，腔内呈无回声状态。在彩色多普勒图像上，使肝实质内刚好不显示伪彩斑点，而血管内均为彩色血流信号充填但不外溢为宜。

（四）检查方法

1. 扫查途径

常规途径多在右肋缘下、右肋间及剑突下进行纵、横及斜切面的扫查，特殊情况可从背部肋间或左侧肋间等部位进行扫查。

2. 扫查顺序

先行肝左叶扫查，然后肝右叶扫查，沿右肋缘下、右肋间及剑突下扫查。检查技术方面，先进行常规二维超声扫查、彩色多普勒检查、脉冲多普勒检测，必要时进行超声造影检查。

3. 扫查切面

扫查者可灵活运用探头进行多途径、多切面的扫查，建立起肝脏形态及内部结构的空间位置。正常肝脏常规超声的几个典型切面如下：

（1）右肋缘下第1肝门斜切面：探头置于右肋缘下，声束方向斜向右上后方，显示第1肝门横沟处结构，即门静脉主干横切面和左右支纵切面（见图4.1）。

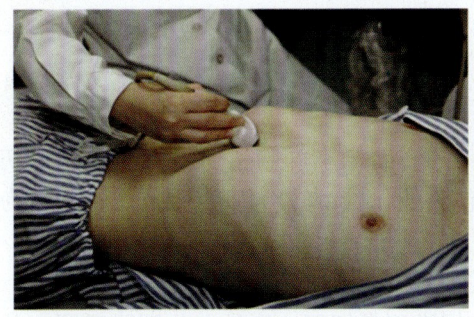 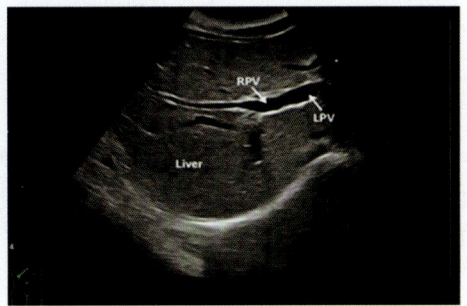

(a) 右肋缘下第1肝门斜切面扫查示意图　　(b) 右肋缘下第1肝门斜切面声像图

图 4.1　右肋缘下第 1 肝门斜切面

Liver：肝脏；RPV：门静脉右支；LPV：门静脉左支

（2）右肋缘下第 2 肝门斜切面：探头置于上述切面的基础上再稍向上扫查，可显示 3 条无回声的肝静脉汇入下腔静脉（见图4.2）。

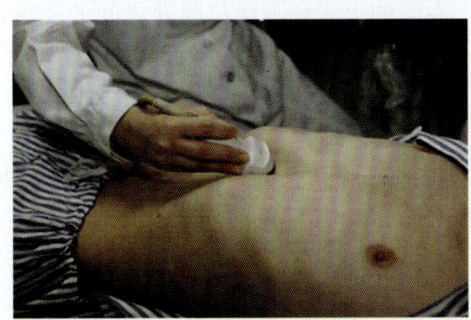 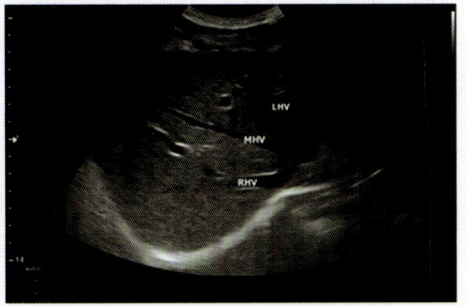

(a) 右肋缘下第2肝门斜切面扫查示意图　　(b) 右肋缘下第2肝门斜切面声像图

图 4.2　右肋缘下第 2 肝门斜切面

RHV：肝右静脉；MHV：肝中静脉；LHV：肝左静脉

（3）剑突下经腹主动脉纵切面：探头置于剑突下，沿腹主动脉长轴纵切，显示左外叶切面（见图4.3）。

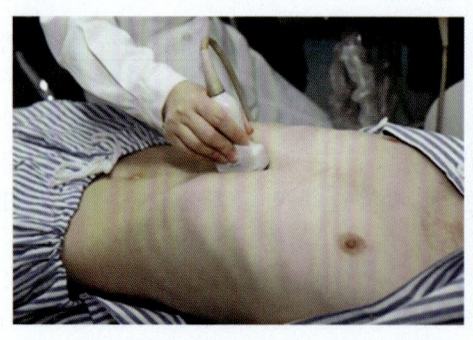 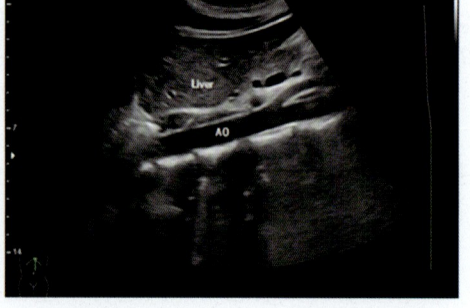

(a) 剑突下经腹主动脉纵切面扫查示意图　　　(b) 剑突下经腹主动脉纵切面声像图

图4.3　剑突下经腹主动脉纵切面

Liver：肝脏；AO：腹主动脉

（五）测量方法

1. 肝脏右叶最大斜径

以肝右静脉和肝中静脉汇入下腔静脉的右肋缘下肝脏斜切面为标准测量切面。测量点分别置于肝右叶前、右缘之肝包膜处，测量其最大垂直距离。正常值为100~140 mm。

2. 肝脏右叶前后径

第5或第6肋间肝脏右叶最大切面为标准测量切面。测量点分别置于肝右叶前、右缘之肝包膜处，测量其最大垂直距离。正常值为80~100 mm。

3. 肝左叶厚度和长度径线

通过腹主动脉的肝左叶矢状纵切面为标准切面，向上尽可能显示膈肌。左叶厚度测量点分别置于肝左叶前缘和后缘之间最宽处的肝包膜（包括尾状叶），测量其最大前后距离；左叶长度测量点分别置于左叶的上缘和下缘包膜处之间的距离，与人体中线平行。正常值为肝左叶厚度小于等于60 mm，肝左叶长度小于等于90 mm。

4. 门静脉宽度测量

以右肋缘下第1肝门纵断面为标准测量切面，胆总管要求尽量显示全长至胰头后方。距第1肝门10~20 mm处测量其宽径（内径）。正常值为10~12 mm。

（六）正常超声表现

1. 二维超声

正常肝脏左叶小而边缘锐利，肝脏右叶大而饱满。肝表面光滑，包膜线清晰，膈顶部呈圆弧形，下缘和外缘锐利。肝实质回声均匀、细小、中等点状回声。肝内管道结构清晰,肝内门静脉管壁回声强且较厚,可观察至三级分支。肝静脉管壁薄且回声弱,肝内胆管与门静脉伴行,管径较细,约为伴行门静脉的 1/3。正常状态下肝内动脉一般难以显示。正常肝静脉内径为 5～9 mm。

2. 多普勒超声

门静脉显示为入肝血流,频谱多普勒呈持续平稳血流频谱,可随心动周期和呼吸运动略有起伏。正常门静脉主干流速为 0.15～0.25 m/s,吸气时增大,呼气时减小。肝静脉在彩色多普勒上显示为离肝血流,以蓝色为主,血流频谱呈三相波型(见图 4.4,图 4.5)。

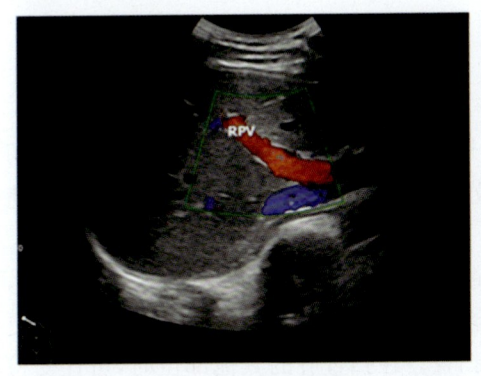

(a) 门静脉彩色多普勒　　　　　　(b) 门静脉频谱多普勒

图 4.4　门静脉多普勒超声图像

RPV:门静脉右支

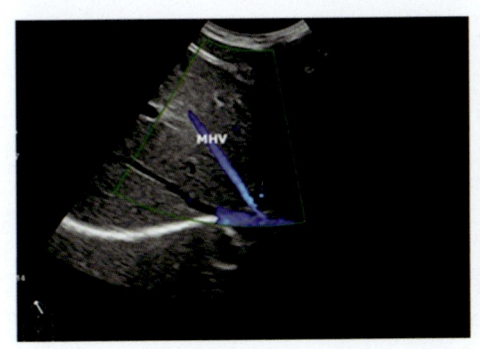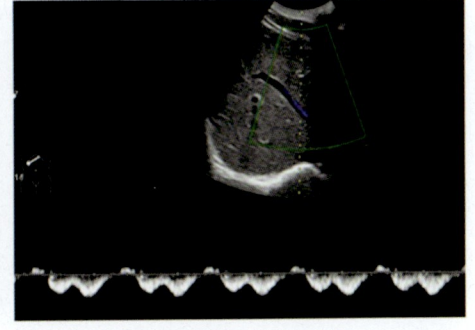

(a) 肝静脉彩色多普勒　　　　　　(b) 肝静脉频谱多普勒

图 4.5　肝静脉多普勒超声图像

MHV:肝中静脉

3. 超声造影

注射造影剂后,肝动脉首先从第 1 肝门部开始逐渐向肝内及周边呈树枝状增强(常出现在 10～20 s),随后门静脉增强(常出现在 20～30 s)。随着造影剂的进入,整个肝实质回声均增强,表现为弥漫性点状高回声,分布均匀。此后造影剂逐渐消退,肝实质回声降低,最后全部消失。整个过程 3～10 min。临床上常将肝脏造影表现分为 3 个时期:动脉期(10~30 s),门脉期(30~120 s),延迟期(120~180 s)。

(七) 超声报告示范

超声所见:肝脏大小、形态正常(肝右叶最大斜径 130 mm、右叶前后径 90 mm、左叶厚度 50 mm 和长度 70 mm)。边界清晰,外形规则,肝缘锐利,表面光滑。肝实质呈中等细小点状密集回声,均匀分布。肝内管道走行清晰。门静脉内径 10 mm。

CDFI:彩色多普勒未见异常。

超声提示:肝脏大小正常,图像未见明显异常。

三、实验注意事项

(1) 在扫查区采取自上而下、由内及外的方式进行连续、系统性滑行扫查,切忌跳跃式扫查。同时,对每一切面进行最大范围的侧动扫查,以最大限度减少遗漏区。

(2) 在扫查肝脏膈顶部时,为减少扫查的盲区,可嘱受检者深吸气,让肝下移,然后将探头尽量上翘扫查。但是部分受检者可能因肥胖或肺气干扰反而使显示更差,此时,应让受检者深呼气,然后再屏气扫查。在扫查肝的其他部位时,可让受检者尽可能吸气,使横膈尽量下降后再屏气,以避开肋骨、肋弓和胃、肠气体的遮挡,使受检肝脏获得最佳显示。同时,根据受检者情况采取合理体位,如高位肝扫查可辅以坐位,肝右后叶和肝门部扫查可辅以左侧卧位等。

(3) 当发现肝内局灶性病灶时,应从多个切面进行扫查,并记录最清晰的声像图。

(4) 扫查肝脏时还要注意观察肝脏与邻近脏器和周围组织的关系。

四、思考题

(1) 采取何种体位扫查时,门静脉最容易显示?

(2) 紧贴肋骨后方的肝实质容易成为超声探测的盲区,可以采取哪些措施尽可能显示这个区域?

五、知识拓展

超声弹性成像评估方法与病理分期方法在评价肝纤维化程度时有较高的一致性,超声弹性成像可以作为较客观地评估肝纤维化程度及分级的诊断方法之一。此外,弹性成像在门静脉高压诊断及预后评估、肝衰竭的预后评估、肝移植的术后评估及肝脏局灶性病变的诊断方面均有一定的价值。

　　超声造影对良恶性病变血流显示率高,且恶性病变者增强开始时间、达峰值时间与消退时间均快于良性病变,可将其作为良恶性肝脏病变鉴别诊断的依据。特别是近几年来,实时三维超声技术与造影技术的结合,人们把它称为超声领域的"第三次革命",可显示整个病变的血流灌注过程,能够清晰地显示肝病变血管的立体空间结构,从而准确评估病变的血供、清晰显示病变的边界及内部结构,进一步计算出病变的体积,为临床诊疗提供更丰富、准确的信息。

第二节　胆 道 系 统

一、实验目的

　　(1) 了解胆道系统超声检查的仪器条件。
　　(2) 熟悉胆道系统超声的检查准备、检查体位。
　　(3) 掌握胆道系统超声的检查方法、测量方法、正常超声表现及超声报告的书写规范。

二、实验内容

(一) 检查准备

　　胆道系统超声检查,患者需空腹8 h以上,检查前1天少吃油腻食物,前1天晚上清淡饮食。禁止服用影响胆囊收缩的药物。检查前3天要避免行胃肠钡餐和胆道X线造影检查。已做胃镜、结肠镜的检查者需2天后再做超声检查。

(二) 检查体位

1. 仰卧位
　　仰卧位为最常用的体位。仰卧可充分暴露上腹部,平静呼吸。如果肝、胆位置较高或者胃腔气体较多的患者,可嘱其深吸气再进行检查。
2. 左侧卧位
　　左侧卧位也是常用的体位。患者左侧卧约40°,该体位能够提高肝外胆管的显示率,并且有利于发现胆囊颈部结石,追踪肝外胆管中下段病变。
3. 坐位、半坐位或直立位
　　此体位可使肝及胆囊位置下移,适用于肝、胆位置较高或过度肥胖的患者,对于胆囊颈部的小结石可以借助患者体位的变动观察结石的移动情况。

此外,还有右侧卧位、胸膝位等体位。视检查时的不同情况灵活运用,目的是设法使声束能够顺利到达所要检查的结构,提高诊断的阳性率和可靠性。

(三)超声仪器

首选凸阵探头,也可采用线阵、扇形探头,频率为 3.5 MHz,肥胖患者可用 2.0～2.5 MHz,体型瘦弱或儿童可用 5.0 MHz。另外,还应调节总增益、深度增益补偿等,并根据患者体型及胆囊体表的距离调节聚焦深度。

(四)检查方法

1. 右上腹腹直肌外缘纵切面

右上腹腹直肌外缘纵切面可显示胆囊纵断面,沿该轴做纵断与横断,能显示胆囊、肝脏和肝门解剖结构(见图 4.6)。

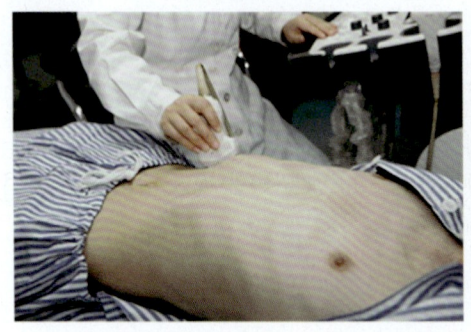

(a) 右上腹腹直肌外缘纵切面扫查示意图　　(b) 右上腹腹直肌外缘纵切面声像图

图 4.6　右上腹腹直肌外缘纵切面

Liver:肝脏;GB:胆囊;PV:门静脉

2. 右肋缘下斜切面

右肋缘下斜切面可显示肝右叶、门静脉右支及右前支和右后支,右肝管和胆囊(见图 4.7)。

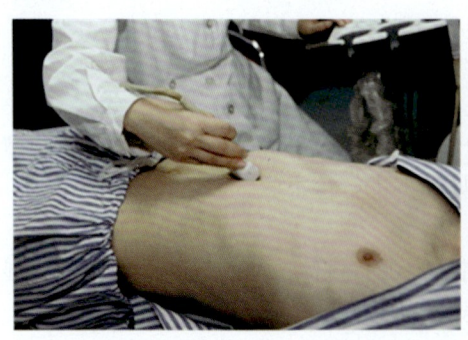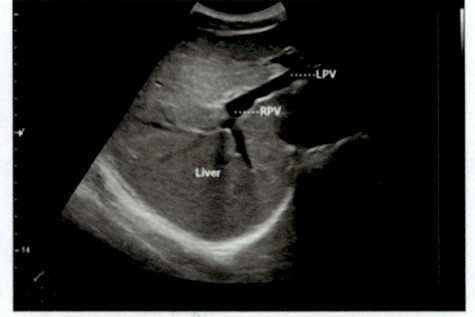

(a) 右肋缘下斜切面扫查示意图　　(b) 右肋缘下斜切面声像图

图 4.7　右肋缘下斜切面

Liver:肝脏;RPV:门静脉右支;LPV:门静脉左支

3. 右肋间斜切面

右肋间斜切面可显示肝右叶、胆囊以及与门静脉右支伴行的右肝管直到肝总管。尤其适用于胆囊和肝门部结构在肋缘下扫查显示结果不满意者。此切面对胆囊颈部显示也较清晰(见图4.8)。

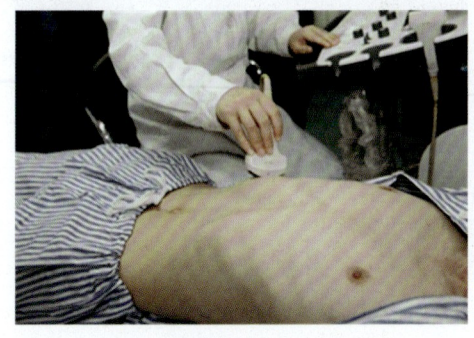

(a) 右肋间斜切面扫查示意图　　　　(b) 右肋间斜切面声像图

图4.8　右肋间斜切面

4. 右上腹正中旁斜-纵切面

右上腹正中旁斜-纵切面可获得肝外胆管的纵断图像,当肝外胆管扩张时,沿其延伸方向扫查,可追踪至胰头(见图4.9)。

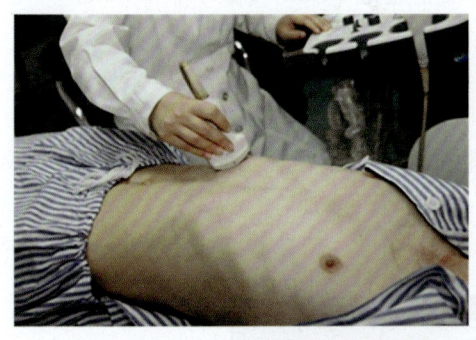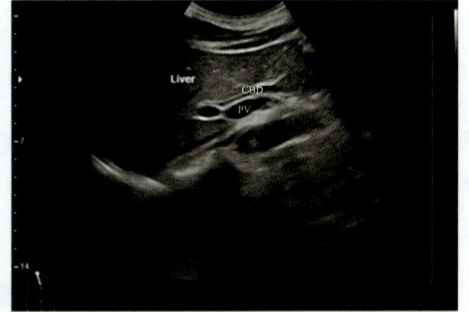

(a) 右上腹正中旁斜-纵切面扫查示意图　　　　(b) 右上腹正中旁斜-纵切面声像图

图4.9　右上腹正中旁斜-纵切面
Liver:肝脏;PV:门静脉;CBD:胆总管

5. 剑突下横切面

剑突下横切面可显示左肝、左肝管、门静脉左支矢状部,"工"字特征是查找肝管和肝门的重要解剖标志(见图4.10)。

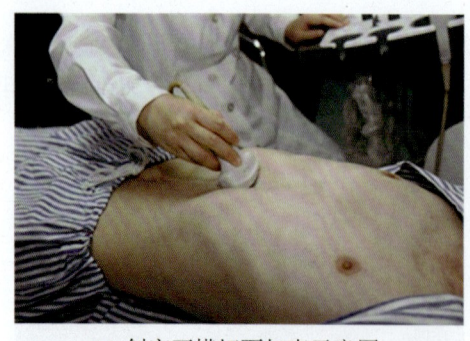
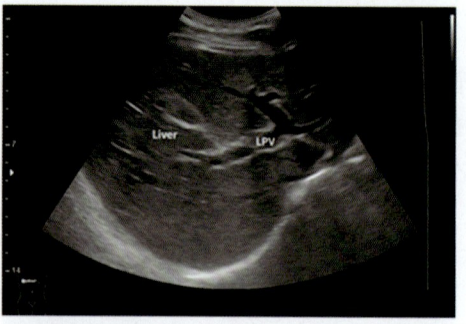

(a) 剑突下横切面扫查示意图　　　　　　(b) 剑突下横切面声像图

图 4.10　剑突下横切面

Liver:肝脏;LPV:门静脉左支

(五) 测量方法

右肋缘下或右肋间扫查,获取胆囊长轴切面,充分显示胆囊体与胆囊颈。测量胆囊底中点浆膜面至胆囊颈螺旋瓣中点之间的距离即为胆囊长径或长度。胆囊体部最宽处为一侧壁浆膜面至对侧壁浆膜面之间的距离,即胆囊宽径或宽度。对胆囊壁的超声测量宜选择胆囊体部前壁进行。胆囊长径的正常值一般不超过 90 mm,前后径不超过 40 mm,胆囊壁的厚度不超过 3 mm,多数小于 2 mm。

(六) 正常超声表现

1. 胆囊

胆囊纵切面呈梨形,横切面呈圆形或椭圆形。正常胆囊轮廓清晰,囊壁回声较肝脏略高,囊壁光滑整齐。囊腔内无回声,后方回声增强,侧壁可有边缘折射声影(图 4.11)。

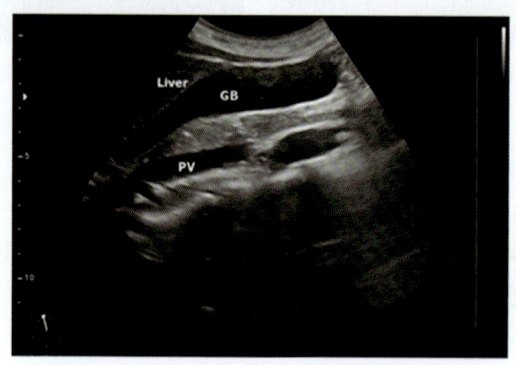

图 4.11　正常胆囊声像图(纵切面)

Liver:肝脏;GB:胆囊;PV:门静脉

2. 肝内胆管

声像图上一般只能显示一、二级肝内胆管,即肝总管和左右肝管,二级以上的肝内胆管分支超声往往难以清晰显示。左右肝管位于门静脉左右支的前方,内径为 2 mm 或为伴行门静脉内径的 1/3。门静脉左支、矢状部及外侧支的分支构成特征性的"工"字形结构。

3. 肝外胆管

肝外胆管分上下两段,上段与门静脉伴行,下段与下腔静脉伴行,包括肝总管和胆总管,通常以肝动脉为标志区分肝总管与胆总管。肝外胆管上段易于显示,纵断面表现为位于门静脉前方的管道,与门静脉平行形成双管结构,内径小于伴行门静脉内径的 1/3。肝外胆管下段位置较深不易显示,可采用探头加压的方式扫查,及饮水或超声成像剂充盈胃窦和十二指肠等办法提高显示率。成人正常肝总管的内径不超过 4 mm,胆总管内径不超过 6 mm。

(七) 超声报告示范

超声所见:胆囊大小 60 mm×30 mm×21 mm,胆囊壁厚 2 mm,壁光滑,内液清晰。胆总管内径 5 mm,内径均匀,内部液区清晰。左右肝内胆管未见明显扩张。

超声提示:胆道系统未见明显异常。

三、实验注意事项

(1) 正常情况下,扫查肝外胆管上段不难,肝外胆管下段由于受肠气干扰,较难清晰显示。扫查时可适当加压,必要时让受检者服高脂餐,使肝外胆管产生不同程度的扩张;饮水或口服胃肠超声对比剂,可增强透声窗。

(2) 位于门静脉主干前方的肝固有的动脉或副肝动脉、肝动脉右支可能会被误认为胆总管,可以利用彩色多普勒血流成像加以鉴别。

(3) 观察胆道系统时,应根据需要适当调整患者的体位,并配合适当的吸气、呼气状态,尽量利用肝脏做透声窗,以减少胃肠气体的干扰,从而清晰显示病灶。

(4) 位于近场胆囊底部处的混响伪像常常很明显,会严重影响胆囊底部病变的显示效果。此时应移动探头,改变声束入射方向,或改变患者的体位,避免声束垂直胆囊壁入射而产生伪像。

(5) 大多数情况下胆囊管不易显示,可采取左侧卧位从肋间冠状切面扫查,该体位可使胆囊向前移动、颈部拉长,从而使胆囊管伸展,达到清晰显示的效果。

四、思考题

(1) 平静呼吸时,肋下未探及胆囊,该如何扫查?

（2）什么体位能提高肝外胆管的显示率？

五、知识拓展

随着三维超声的应用与普及，有研究显示对于梗阻性胆道疾病和梗阻病变程度的诊断，包括病灶数目、管腔是否阻塞、病灶与胆管壁及周围组织关系，三维超声优于二维超声及 CT。此外，经静脉与经胆道超声造影的应用，能提高超声对于胆道系统疾病的诊断能力，扩大超声应用范围，在某些领域甚至能与 X 线胆道造影、增强 CT 及增强 MRI 相媲美。但在胆道良、恶性病变鉴别诊断方面，它的能力仍然有限。

第三节　胰　　腺

一、实验目的

（1）了解胰腺超声检查的仪器条件。
（2）熟悉胰腺超声的检查准备、检查体位。
（3）掌握胰腺超声的检查方法、测量方法、正常超声表现及超声报告的书写规范。

二、实验内容

（一）检查准备

患者需空腹 8 h 以上，前 1 天晚上清淡饮食。对便秘或腹腔胀气的病人，检查前 1 天睡前可服用缓泻剂，晨起排便或灌肠后进行检查。

（二）检查体位

1. 仰卧位

仰卧位为最常用的体位。仰卧可充分暴露腹部，平静呼吸或深呼吸，深呼吸时可通过下移的肝左叶作为透声窗扫查胰腺。

2. 侧卧位

当胃肠道内气体较多，胰腺尤其是胰尾显示不清时，可采取侧卧位，右侧卧位有利于胰头的显示。

3. 半卧位、坐位或立位

当胃肠道内气体较多时可采用半卧位、坐位或立位这些体位。

4. 俯卧位

从背部扫查，以左肾作为透声窗，可克服胃肠道气体的干扰，使胰尾的显示更加清晰。

(三) 超声仪器

首选凸阵探头，也可采用线阵、扇形探头，频率为 3.5 MHz，肥胖患者可用 2.5 MHz，体型瘦弱或儿童可用 5.0 MHz。另外，还应调节总增益、深度增益补偿等，并根据患者体型及胆囊体表的距离调节聚焦深度。

(四) 检查方法

1. 上腹部横切、斜切扫查(胰腺长轴切面)

将探头放置于剑突下，向被检查者左上倾斜 15°～30°，然后向下缓慢移动探头，在脐上 50～100 mm 的范围内或第 1 至第 2 腰椎水平连续斜行扫查，即可显示胰腺长轴切面(见图 4.12)。

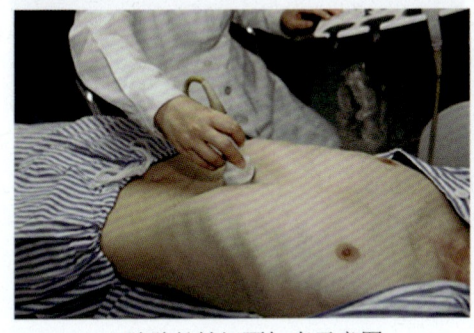 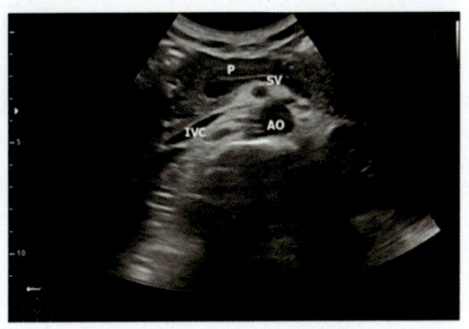

(a) 胰腺长轴切面扫查示意图　　　　(b) 胰腺长轴切面声像图

图 4.12　胰腺长轴切面

P:胰腺；SV:脾静脉；IVC:下腔静脉；AO:腹主动脉

2. 上腹部纵切扫查(胰腺短轴切面)

在剑突右侧向正中线左侧连续移动做纵切扫查。可分别显示胰头、胰颈、胰体，部分胰尾也可显示(见图 4.13)。

(五) 测量方法

胰腺大小的测量以厚径为准，胰头的测量在下腔静脉前方，胰体的测量在腹主动脉前方，胰尾以腹主动脉或脊柱左侧缘为准。目前公认的测量方法是切线测量法，即根据胰腺的头体尾测量处的弯曲度勾画一条切线，在测量处做切线的垂直线即为胰腺厚(前后径)。目前多数学者认为胰头前后径小于 30 mm，胰体、尾部前后径小于 25 mm。因胰腺个体差异较大,当测量值大于正常值时,应结合胰腺内部回声和形态综合分析。主胰管内径一般小于 2 mm,向胰尾部逐渐变细。

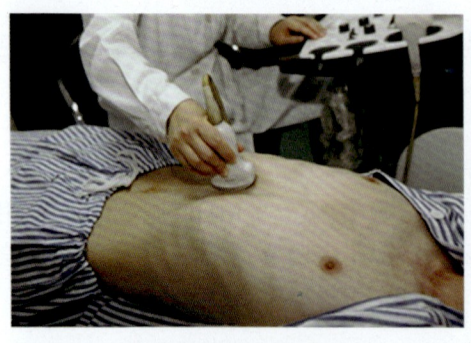
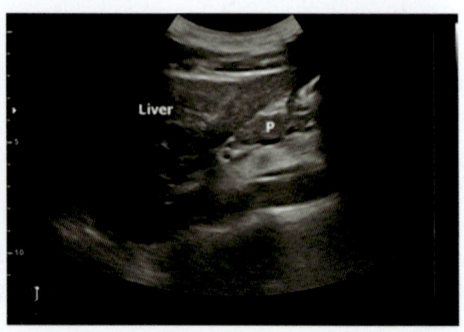

(a) 胰头短轴切面扫查示意图　　　　　　(b) 胰头短轴切面声像图

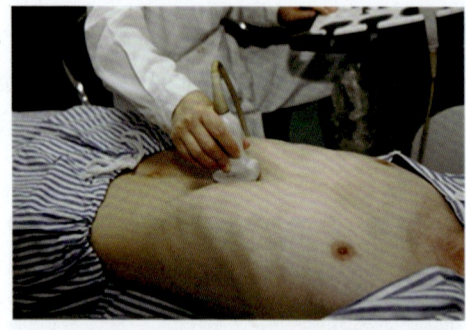
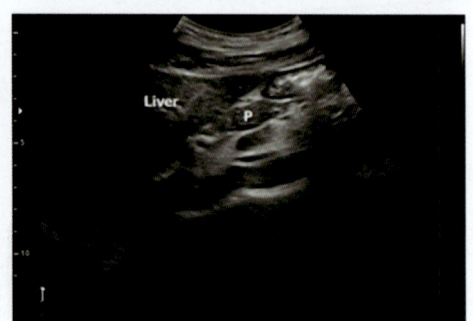

(c) 胰体短轴切面扫查示意图　　　　　　(d) 胰体短轴切面声像图

图 4.13　胰腺短轴切面

Liver:肝脏;P:胰腺

(六) 正常超声表现

1. 胰腺长轴切面(见图 4.12)

胰腺长轴切面上,胰腺呈一略向前凸起、横跨脊柱前方、回声稍高的长条状结构,边界光滑、整齐,有时和周围组织的界限不是很清楚。胰腺实质呈细小、均匀的点状中等回声,较肝实质回声稍高或相近。随着人年龄的增长,由于胰腺组织萎缩、纤维组织增多和脂肪浸润增加,使胰腺回声强度逐渐增加。主胰管位于胰腺实质内,显示为横贯胰腺实质的两条平行而光滑的中、高回声线,走行在胰腺背侧。

胰头稍膨大呈卵圆形,被十二指肠包绕,其前外侧方为胃十二指肠的小圆形无回声切面,后方为胆总管的横断面。胰颈后方为肠系膜上静脉和脾静脉汇合成的门静脉起始处。胰体后方为呈管状无回声的脾静脉,是识别胰腺的重要标志,脾静脉后方依次为肠系膜上动脉横断面、腹主动脉横断面,肠系膜上动脉表现为小的圆形无回声区,腹主动脉表现为呈节律性搏动、大的圆形无回声区,胰尾后方为向右走行的脾静脉。

2. 胰腺短轴切面(见图 4. 13)

（1）胰头短轴切面：胰头形态呈卵圆形或近似三角形，位于肝左叶和下腔静脉之间，十二指肠内的气体常常影响胰头部的显示。

（2）胰颈短轴切面：胰颈和钩突分别位于肠系膜上静脉的前方和后方。

（3）胰体短轴切面：胰体位于肝左叶和胃后方，腹主动脉腹侧，呈类三角形。

（4）胰尾短轴切面：较难显示，可通过变换体位和采用多种途径进行扫查，包括仰卧位经脊柱左侧缘扫查、左侧腋中线肋间斜切扫查、经左肾纵断面扫查等。

（七）超声报告示范

超声所见：胰腺大小形态正常，胰腺实质呈中等回声，分布均匀，形态规则。主胰管不增宽。

超声提示：胰腺未见明显异常。

三、实验注意事项

（1）患者如需饮水或服用造影剂被观察，在饮水或服用造影剂时应使用吸管，避免大口饮服时气体随之咽入胃内，影响声窗，干扰观察。改变体位或饮水后仍不能清晰显示的胰腺者，应嘱病人改期再来检查，或选择其他检查方式。

（2）胰尾是最难显示的部位，应向脾门方向追寻。右侧卧位左冠状切面对显示胰尾部很有帮助。

（3）当进行横切面扫查时，注意识别脾静脉。不要将脾动脉或左肾静脉误认为脾静脉；当胰头部肿瘤等病变不明显，而胰管均匀性扩张时，勿将扩张的胰管看作脾静脉而漏诊，彩色多普勒有利于鉴别。

（4）与胰头紧贴的肝尾叶，容易被误认为胰腺肿瘤。多切面扫查可判定肝尾叶与肝左叶背侧的连续关系；胰周围肿大的淋巴结与胰腺紧贴时，很容易被误认为胰腺肿瘤，应注意鉴别。

四、思考题

（1）如何提高胰尾的显示率？

（2）哪些解剖结构是识别胰腺的重要标志？

五、知识拓展

超声检查是一种安全有效且无创的影像学检查方法，同灰阶超声相比，彩色多普勒超声在胰腺癌诊断率上有了明显的提高，得益于病灶部位的血供和血流信息。然而对于边界不清晰或形态不规则的病灶以及不明确周围侵犯的胰腺病灶，采用彩色多普勒超声定性较为困难。超声造影的应用进一步提高了超声的诊断能力，研究显示彩色多普勒超声造影能明显区分、鉴别胰腺良恶性肿瘤，良好的诊断能力使其成为众多检查手段的首选。

第四节　脾　　脏

一、实验目的

（1）了解脾脏超声检查的仪器条件。

（2）熟悉脾脏超声的检查准备、检查体位。

（3）掌握脾脏超声的检查方法、测量方法、正常超声表现及超声报告的书写规范。

二、实验内容

（一）检查准备

脾脏超声检查以空腹为最佳，如胃肠气体较多，可饮 500 mL 水充盈胃腔作为透声窗进行检查。有效的腹式呼吸有助于脾脏的检查。

（二）检查体位

1. 右侧卧位

右侧卧位为最常用的体位。此时，脾脏向前下移动，便于从肋间不同断面扫查脾脏。

2. 仰卧位

仰卧位可显示脾与肾、胃、膈的关系，需要显示脾脏的冠状面时可采用此体位。但易受肋骨遮挡的影响。

3. 俯卧位

俯卧位较少用，主要用于脾脏在其他体位不能显示时，以及需要与其他脏器病变鉴别时采用。

（三）超声仪器

首选凸阵弧形探头，也可采用线阵、扇形探头，频率为 2.5～3.5 MHz，儿童可用 5.0 MHz。

（四）检查方法

1. 左肋间切面

右侧卧位或仰卧位。探头置于左侧第 9 至第 11 肋间，调整探头角度，可获取脾脏长轴切面。常在观察脾脏形态、内部结构与周围的关系时采用（见图 4.14(a)）。

2. 冠状切面

仰卧位或右侧卧位。探头置于左腋后线至左腋中线，可显示脾脏的冠状切面（见图 4.14(b)）。

3. 左肋下斜切面

仰卧位。常在脾大或显示脾门结构与周围的关系时采用（见图 4.14(c)）。

4. 背部肋间切面

俯卧位。探头置于左肩胛线与腋后线之间进行扫查。

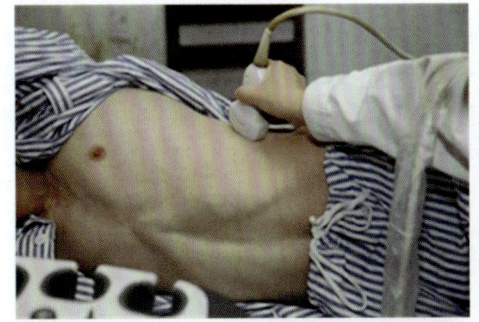 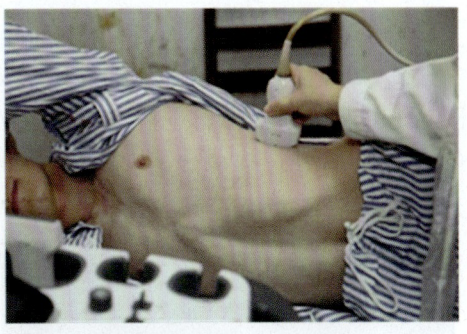

(a) 左肋间切面扫查示意图　　　　　　(b) 冠状切面扫查示意图

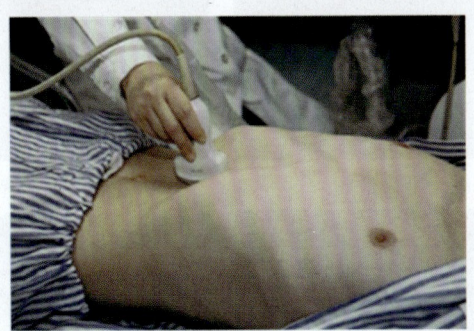

(c) 左肋下斜切面扫查示意图

图 4.14　脾脏超声检查方法

（五）测量方法

1. 径线测量法

主要是指脾脏的最大长径和厚径。最大长径是指脾声像图上的内上缘至外下缘间的距离，正常值范围为 80～120 mm。脾脏的厚径是以脾膈面弧度作切线到脾门处的距离，正常值范围为 30～40 mm，但不超过 45 mm。

2. 面积测量法

日本学者 Koga 提出计算面积的公式 $S=K×a×b$。S 代表脾的纵断面，a 为长径，b 为厚径，K 为常数 0.8～0.9，正常人取用 0.8，肝病患者取 0.9，正常参考值为 20 cm^2。

（六）正常超声表现

1. 二维超声

脾外形和切面有关，冠状切面可呈近似三角形，肋间切面可呈半月形。其轮廓清晰，表面光滑，膈面略向外凸起，脏面凹陷，中部即为脾门，可见管道状较高回声包绕的血管结构。正常脾脏回声呈弥漫性略低回声，内部回声分布均匀（见图 4.15(a)）。

2. 多普勒超声

脾血管呈条状从脾门处进入脾实质内，并在其内分支。脾静脉为蓝色，脾动脉为红色，两者紧贴。脾动静脉在脾内呈树枝状分布，通常可显示一至二级分支（见图 4.15(b)）。脉冲多普勒显示脾静脉为连续性血流频谱，可受呼吸等因素的影响（见图 4.15(c)）。脾动脉呈与心率一致的搏动状血流频谱见图 4.15(d)。

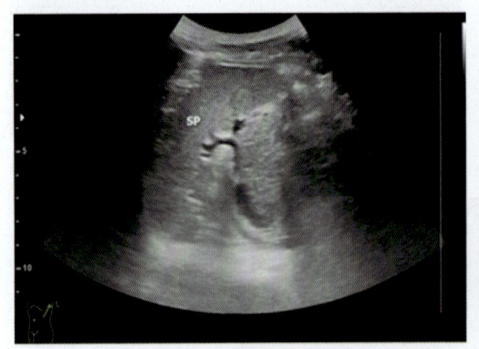

(a) 正常脾脏二维声像图

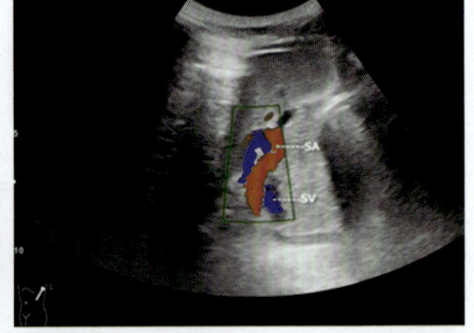

(b) 正常脾脏彩色多普勒

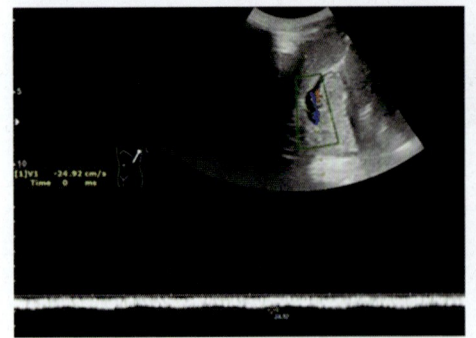

(c) 正常脾脏脉冲多普勒(连续性血流频谱)

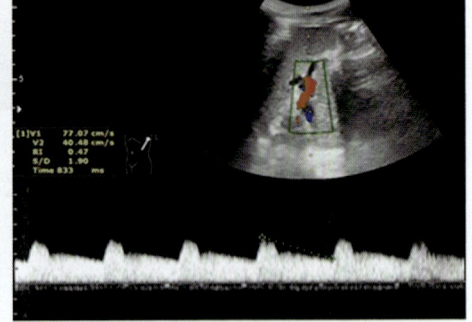

(d) 正常脾脏脉冲多普勒(搏动状血流频谱)

图 4.15　正常脾脏声像图

SP:脾脏；SA:脾动脉；SV:脾静脉

3. 超声造影

注射超声造影剂 SonoVue10～15 s 后,脾内小血管由脾门处开始呈放射状向内分支样增强,随后脾实质开始不均匀增强。注射超声造影剂 SonoVue40～50 s 后,脾实质呈均匀增强状,持续 5～10 s。

(七) 超声报告示范

超声所见:脾轮廓清晰,长径 109 mm,厚径 30 mm,表面光滑,边界清楚,脾实质呈弥漫性细小略低回声,内部回声分布均匀。脾门处脾静脉内径 6 mm。

超声提示:脾脏未见明显异常。

三、实验注意事项

(1) 脾脏检查前,了解患者病史及肝功能等情况有助于诊断。

(2) 脾的位置可变异性较大,如正常位置没找到,可扩大范围扫查。

(3) 认真全面扫查脾脏,避免盲区。嘱患者深吸气后屏气,因肺扩张、膈肌下压,脾脏位置下移;或者嘱患者右侧卧位,因重力作用,脾脏位置向前下移,有利于脾脏的全面观察。

(4) 必须熟悉脾脏的正常生理变异,如脾上、下极边缘切迹和内部回声偏低的变异,切勿误认为是占位性病变。

四、思考题

(1) 脾脏最常用的检查体位是什么? 需要配合呼吸吗?

(2) 获取脾脏长轴切面的最佳体位是什么体位?

五、知识拓展

超声基本上可明确提示的病变包括以下 5 种:脾肿大、脾含液性占位病变、脾实性占位病变、脾实质钙化灶及脾外伤。部分病例结合声像图与临床病理情况及其他检查有可能确定病变的性质,如脾急性局灶性感染、脾动脉栓塞。

超声造影时表现如下:超声造影定量分析技术能通过分析定量参数,为脾脏肿大的诊断提供更多特异性的表现。造影时脾内脓肿表现为边缘清晰,周围回声环状增强,内部轻度增强的病灶,尤其在造影晚期表现更明显。脾梗死在造影时表现为梗死区未见造影剂充填,呈无回声区,边界清晰锐利。超声造影通过对肿瘤血管灌注的表现进行诊断,能明显提高肿瘤内血流的显示,并可提高肿瘤病灶的检出率,尤其是脾恶性淋巴瘤病灶的检出,同时,还能对化疗后病灶的随访和疗效的判断有很大帮助。在超声引导下穿刺活检,则能进一步提高脾脏肿瘤诊断的准确性。

第五节 胃 肠

一、实验目的

1. 了解胃肠超声检查的仪器条件。
2. 熟悉胃肠超声检查准备、检查体位。
3. 掌握胃肠超声检查方法、测量方法、正常超声表现及超声报告的书写规范。

二、实验内容

（一）检查准备

检查胃需空腹8~12 h。肠道检查前需排便。

（二）检查体位

检查胃可先采取半卧位,然后左侧卧位及右侧卧位。肠道常取仰卧位。

（三）超声仪器

采用二维超声诊断仪,探头频率为3.5~5.0 MHz。

（四）检查方法

（1）让患者将事先准备好的500~800 mL温开水连续饮下。

（2）可服用粉状胃超声造影剂,通常将一包粉末状物倒入杯内,先用开水搅拌成糊状,然后加温开水至500~800 mL,充分搅匀后连续饮下。

（3）检查结肠可用1 500 mL左右的温开水或糊状液性造影剂经直肠连续缓慢灌注。

（4）在饮用造影剂检查时,首先采取上腹纵切,观察食管下段及贲门,进一步向左连续扫查观察胃底、胃前后壁、大弯侧,然后向右扫查至幽门,同时采用右侧卧位观察十二指肠球部及降部。

（5）结肠灌注对比剂超声检查时,沿着乙状结肠跟踪造影剂充盈的部位连续扫查。

（五）检查步骤

（1）贲门、食管下段切面:探头置于左季肋下近剑突处,向左后方旋转扫查,可

获食管下段和贲门长轴,再进行十字交换扫查,即可获贲门及食管下段短轴切面(见图 4.16,图 4.17)。

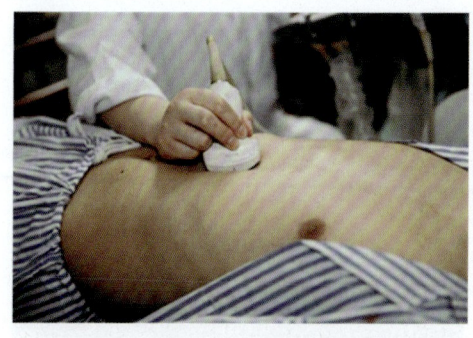
(a) 贲门、食管下段长轴切面扫查示意图

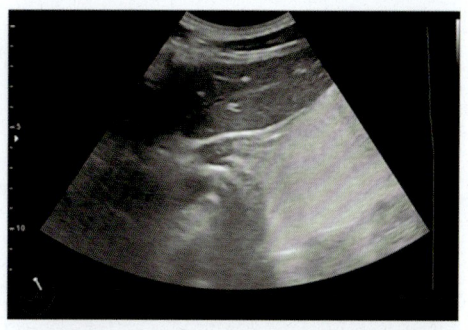
(b) 贲门、食管下段长轴切面声像图

图 4.16　贲门、食管下段长轴切面

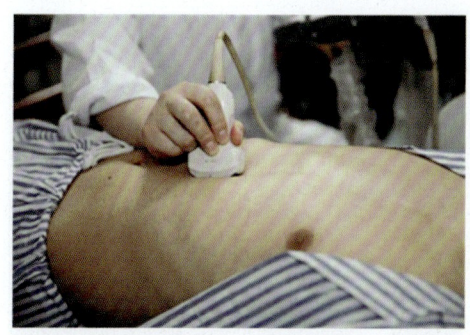
(a) 贲门、食管下段短轴切面扫查示意图

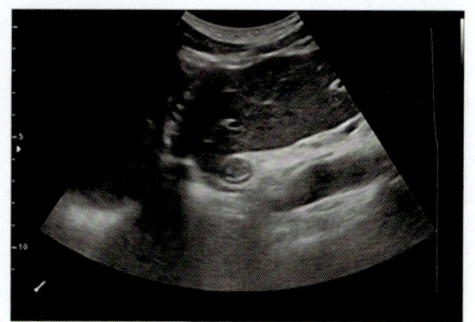
(b) 贲门、食管下段短轴切面声像图

图 4.17　贲门、食管下段短轴切面

(2) 胃底切面:探头置于左季肋部,向左后上方旋转扫查,角度范围为 $0°\sim80°$,该切面可较完整显示胃底周壁(见图 4.18)。

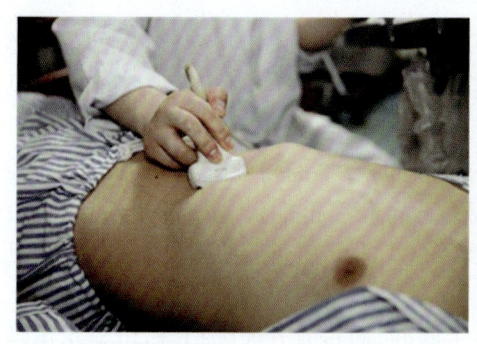
(a) 胃底切面扫查示意图

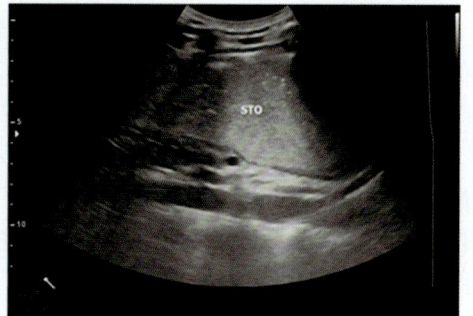
(b) 胃底切面声像图

图 4.18　胃底切面

STO:胃

（3）胃体切面：探头在左上腹纵置移扫，即可显示胃体长轴，探头置于左上腹横置移扫，即可显示胃体短轴（见图4.19，图4.20）。

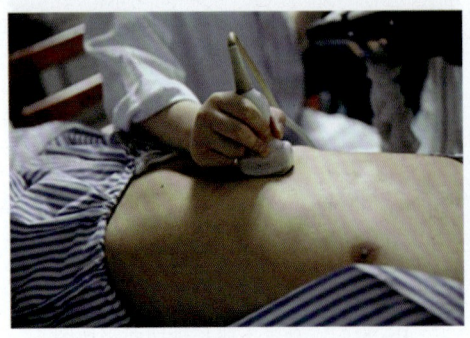
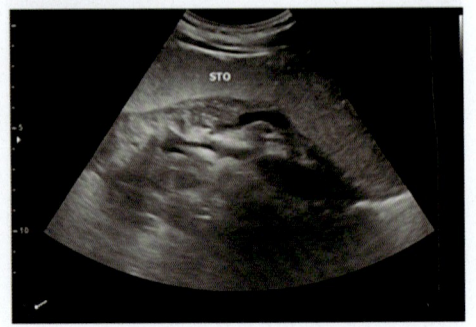

(a) 胃体长轴切面扫查示意图　　　　　　(b) 胃体长轴切面声像图

图4.19　胃体长轴切面

STO：胃

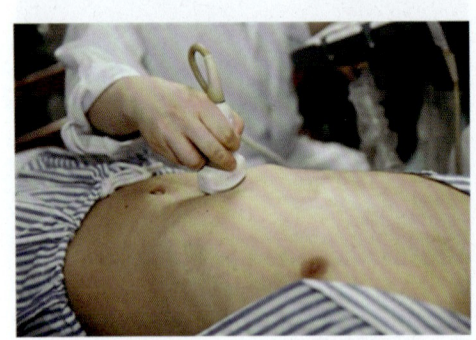
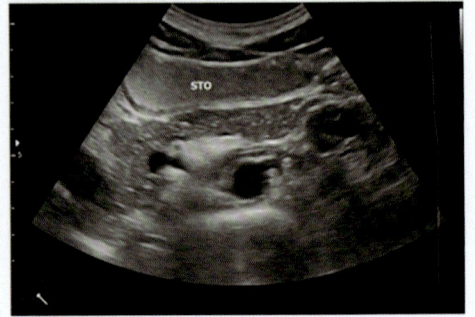

(a) 胃体短轴切面扫查示意图　　　　　　(b) 胃体短轴切面声像图

图4.20　胃体短轴切面

STO：胃

（4）胃角切面：探头横置腹部，在脐周上下30～50 mm处连续横扫，可获得类似"双环征"。双环连接处是胃角横断面，其左侧环是胃体部，右侧环是胃窦部（见图4.21）。

（5）胃窦切面：探头长轴斜置脐部与右上腹间，以不同角度扫查获取该部胃腔最长声像图，再以此方位进行左右或上下移扫，可获完整的胃窦长轴切面；以胃窦长轴切面的探头位置，进行十字交换后连续扫查，即可获完整的胃窦短轴切面（见图4.22，图4.23）。

（6）胃脐下斜切面：探头斜置脐周与左上腹间，向右前方连续扫查，可显示清晰胃脐下斜切面；该切面有利于观察胃小弯和胃角部小病灶（见图4.24）。

（7）十二指肠切面：探头纵置右上腹，其上端向右旋转60°，向左旋转30°，探头下端相对固定，在此范围内可获得大部分的十二指肠声像图。

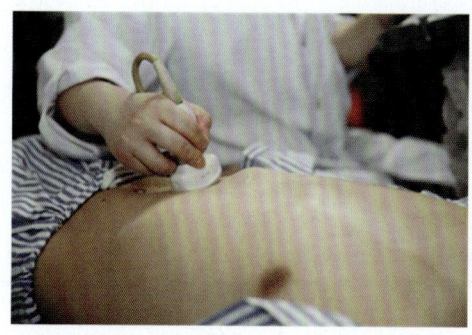

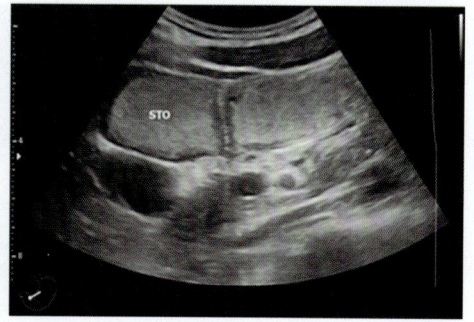

(a) 胃角切面扫查示意图

(b) 胃角切面声像图

图 4.21 胃角切面

STO：胃

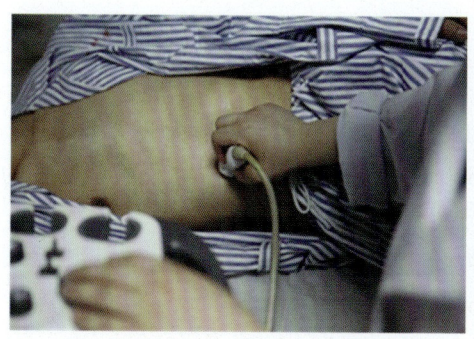

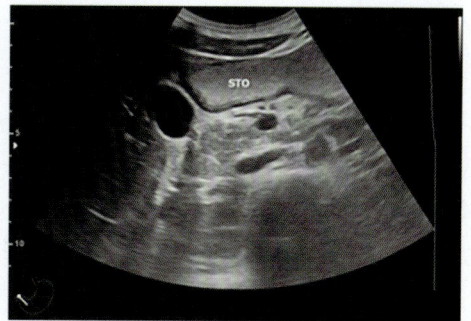

(a) 胃窦长轴切面扫查示意图

(b) 胃窦长轴切面声像图

图 4.22 胃窦长轴切面

STO：胃

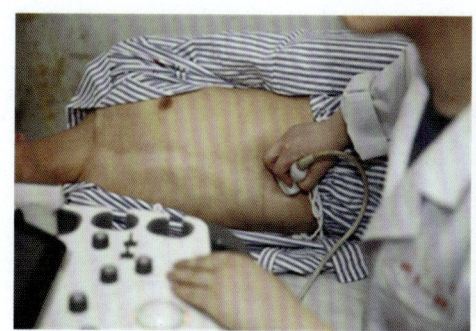

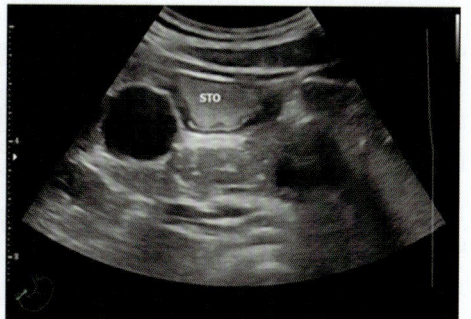

(a) 胃窦短轴切面扫查示意图

(b) 胃窦短轴切面声像图

图 4.23 胃窦短轴切面

STO：胃

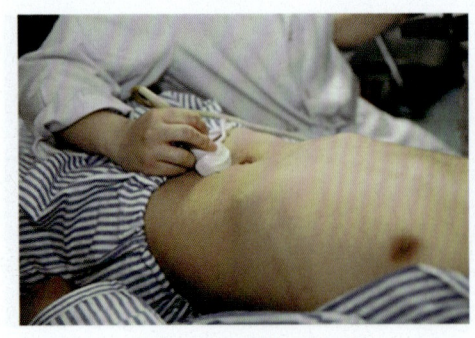 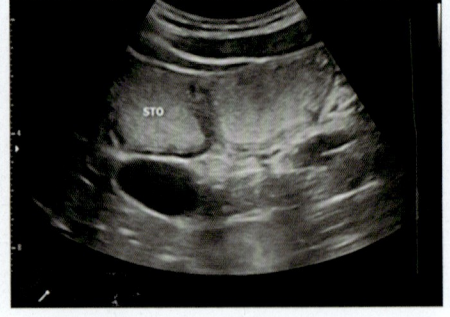

(a) 胃脐下斜切面扫查示意图　　　　(b) 胃脐下斜切面声像图

图 4.24　胃脐下斜切面

STO:胃

（六）正常测量值

（1）贲门管径:通常为 5～12 mm。

（2）胃壁厚度:胃腔充盈 500～600 mL 造影剂时,壁厚度一般为 3～6 mm。

（3）黏膜皱襞厚度:胃腔充盈 500～600 mL 造影剂时,胃体黏膜皱襞厚度为 4～6 mm,胃窦和胃底部黏膜皱襞通常小于胃体部。

（4）幽门管径:幽门开放时内径宽度为 2～4 mm,长度为 5～8 mm。

（5）十二指肠球面积:通常为 3～5 cm^2。

（6）肠壁厚度:充盈时肠壁厚度为 3～4 mm。

（7）肠腔内径:充盈时肠内径通常小于 30 mm。

（七）正常超声表现

胃壁与胃腔,饮用造影剂后食管下端及贲门显像清晰,造影剂通过无滞留,管壁回声清晰,表面光滑,管腔无狭窄,生理形态规则(见图 4.25)。

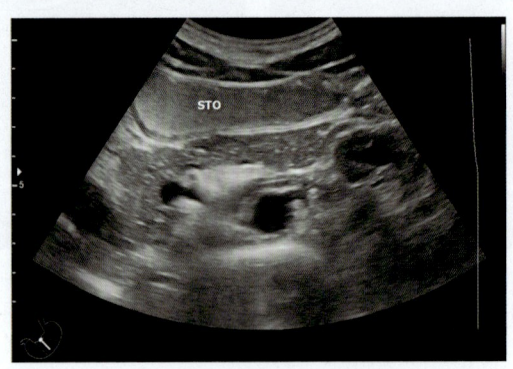

图 4.25　胃体短轴切面声像图

STO:胃

胃壁结构自内到外依次为黏膜层(强回声)、黏膜肌层(低回声)、黏膜下层(强回声)、肌层(低回声)、浆膜层(强回声),壁层之间厚度匀称。

胃腔造影剂显示均匀回声,可随胃蠕动改变胃腔形态,幽门开放自然,通过顺利。

胃蠕动波呈节律性和对称性的管壁收缩,无突然中断现象。正常声像切面上可见1~2个蠕动波。

十二指肠随幽门开放逐段充盈,球部形态呈"三角形"或"椭圆形",边界规整、清晰,球壁黏膜面光滑,其大小形态随蠕动和幽门开放出现规律性变化。

空肠、回肠及结肠在无对比剂充盈时,受肠道气体及内容物影响无法显示肠壁分层,且测量困难。

(八) 超声报告示范

超声所见:饮用造影剂后,通过贲门顺利。胃腔内造影剂充盈良好,胃黏膜光滑完整,胃壁5层结构显示清楚,厚度4 mm,胃蠕动正常。

腹腔肠管无扩张,无局限性占位。

超声提示:胃肠道声像图未见明显异常。

三、实验注意事项

(1) 正常胃肠管壁柔软、层次结构清晰、管腔张力低(含气液)、可压闭,采用"边扫查观察、边适当加压"的胃肠扫查技巧,比较容易发现胃肠道包括阑尾炎症、肿瘤、梗阻等疾病。

(2) 注意对肠管长轴和短轴的不同方向进行扫查,避免遗漏较小的病变。

(3) 嘱受检者吸气鼓腹配合,目的在于判断该段肠腔内气液流动、肠管之间或肠管与腹膜间有无黏连,鉴别肿物位于腹膜腔内或腹膜后(腹膜后肿物呈"越峰征")。

四、思考题

(1) 在什么情况下选择胃肠超声检查?其临床价值如何?

(2) 为何要采用"边扫查观察、边适当加压"的胃肠扫查技巧?

五、知识拓展

近年来,由于胃肠声学造影术及超声内镜两项技术的发展和应用,胃肠疾病的诊断范围扩大了。超声检查可清晰显示胃肠壁的层次结构,发现胃肠壁肿瘤的部位、大小和形态,估计病变侵蚀胃肠壁的程度,特别是了解周围器官的转移情况,弥补了胃镜和X线检查的不足,为临床治疗方案的选择提供了可靠的依据。

(张艳　张超学　李阳)

第五章　腹膜后间隙、大血管及肾上腺超声检查技术

第一节　腹膜后间隙

一、实验目的

(1) 了解腹膜后间隙超声检查的仪器条件。

(2) 熟悉腹膜后间隙超声的检查准备、检查体位。

(3) 掌握腹膜后间隙超声的检查方法、正常超声表现及超声报告的书写规范。

二、实验内容

(一) 检查准备

检查腹膜后间隙应空腹 8~12 h,必要时还可以饮水进行检查,以利鉴别诊断。对盆腔或下腹部检查时需充盈膀胱。

(二) 检查体位

检查腹膜后间隙常规采取仰卧位,根据病情需要可采取侧卧位或俯卧位检查。

(三) 超声仪器

一般选取凸形探头,频率以 3.0~5.0 MHz 为宜。

(四) 检查方法

(1) 能触摸到肿块的患者,在肿块区进行纵、横和斜切连续观察,之后再探测腹部其他区域。

(2) 对不能触摸到肿块的患者,可以从肋缘至腹股沟自上而下、从左至右进行连续扫查。

（五）正常超声表现

由于前有胃肠道气体影响，后有脊柱、髂骨及肥厚肌肉阻挡，腹膜后间隙超声检查很难清晰显示。而超声对腹膜后间隙内含有的胰腺、肾脏、肾上腺、大部分十二指肠、腹主动脉及其分支、下腔静脉及其属支这些脏器能够显示，因此可以根据与这些脏器的关系进行推断。主要观察经胰腺长轴显示的肾前间隙（见图 5.1），经肾门横断面显示的肾周围间隙（见图 5.2），经腹主动脉长轴纵断面显示的肾后间隙（见图 5.3）。

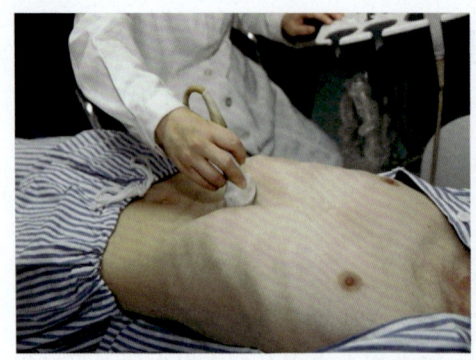
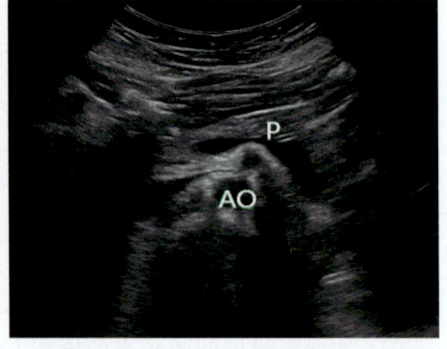

(a) 经胰腺长轴显示的肾前间隙扫查示意图　　(b) 经胰腺长轴显示的肾前间隙声像图

图 5.1　经胰腺长轴显示肾前间隙

P:胰腺；AO:腹主动脉

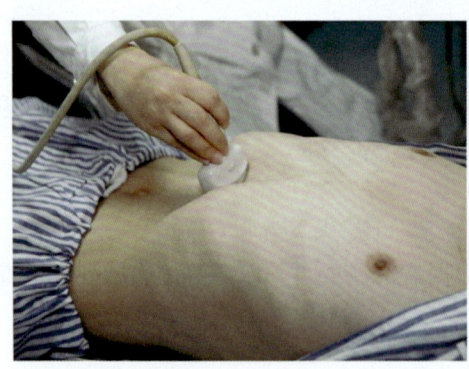
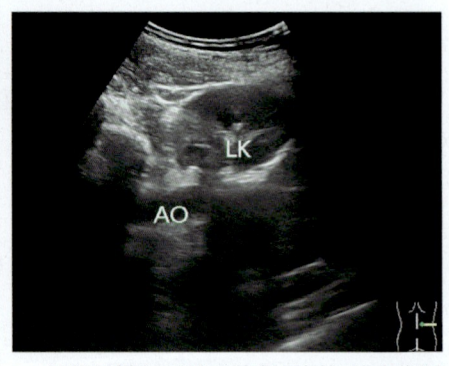

(a) 经肾门横断面显示的肾周围间隙扫查示意图 (b) 经肾门横断面显示的肾周围间隙声像图

图 5.2　经肾门横断面显示肾周围间隙

AO:腹主动脉；LK:左肾

（六）超声报告示范

超声所见:腹膜后间隙内各脏器位置结构正常，内部未见肿块。

超声提示:腹膜后未见明显占位性病变。

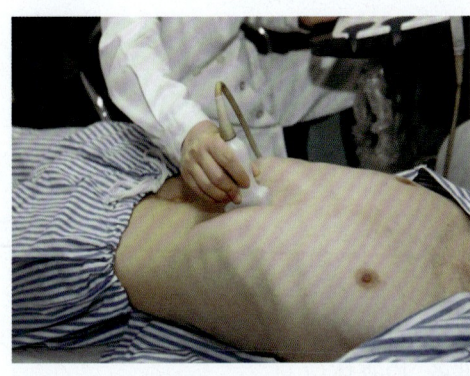 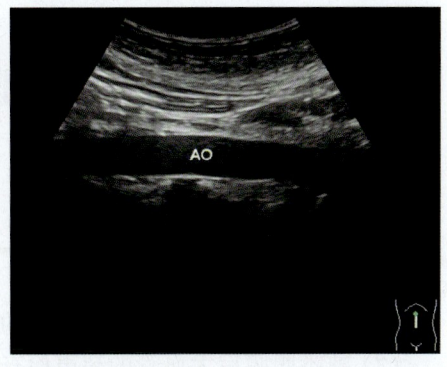

(a) 经腹主动脉长轴显示的肾后间隙扫查示意图 (b) 经腹主动脉长轴显示的肾后间隙声像图

图 5.3　经腹主动脉长轴显示肾后间隙

AO:腹主动脉

三、实验注意事项

在检查腹膜后间隙时,常会为排除肠气影响而加压检查,但对嗜铬细胞瘤患者加压时可能会诱发高血压危象,故操作应轻柔,同时注意观察患者的反应。

四、思考题

(1) 如何区分肿块位于腹腔内还是腹膜后间隙?

(2) 采取何种体位进行扫查,可以有助于观察病变的活动性、病变与胃肠道的关系?

五、知识拓展

随着超声介入诊疗技术的发展,腹膜后含液性病变,如脓肿、术后积液、积血的穿刺引流以及实质性肿块的细胞学及组织学的穿刺活检,在超声的引导下可大大提高腹膜后病变的诊断率和治愈率。

第二节 腹膜后大血管

一、实验目的

（1）了解腹膜后大血管超声检查的仪器条件。

（2）熟悉腹膜后大血管的超声检查准备、检查体位。

（3）掌握腹膜后大血管的超声检查方法、测量方法、正常超声表现及超声报告的书写规范。

二、实验内容

（一）检查准备

常规清晨空腹检查。

（二）检查体位

一般取仰卧位、侧卧位或俯卧位，根据不同的扫查部位和所针对的血管检查采用相应的体位。

（三）超声仪器

一般采用 3.5~5.0 MHz 的凸型探头，声束与血流方向之间的夹角应小于 60°。

（四）检查方法

1. 腹主动脉及其主要分支

（1）腹主动脉：一般沿腹正中线偏左 10~20 mm 范围内横切和纵切扫查，观察腹主动脉全段至左右髂总动脉分叉处，必要时可再做冠状面扫查进行比较（见图 5.4）。

（2）腹腔干：腹腔干位于肝左叶的后方，肠系膜上动脉和胰腺的上方，纵切扫查显示其与腹主动脉垂直或与腹主动脉形成向头侧的夹角，横切扫查显示腹腔干及其分支呈"Y"形结构，呈"海鸥征"（见图 5.5）。

（3）肠系膜上动脉和肠系膜下动脉：腹正中纵切稍偏右侧可显示肠系膜上动脉长轴图；在髂总动脉分叉处的上方 30~40 mm 处，纵切稍偏左侧可显示肠系膜下动脉长轴图（见图 5.6）。

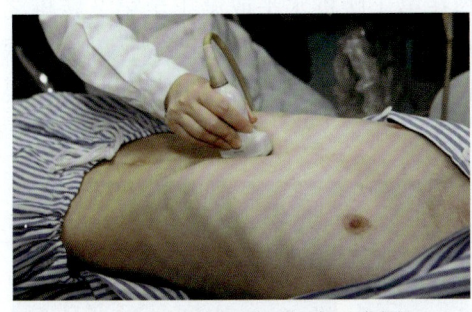

(a) 腹主动脉纵切面扫查示意图

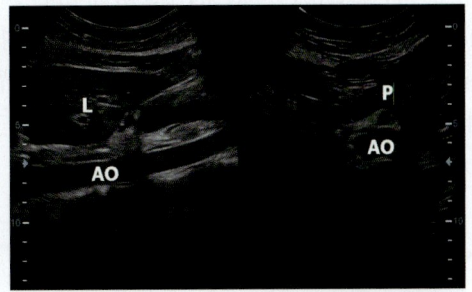

(b) 腹主动脉长轴和短轴切面声像图

图 5.4　腹主动脉超声检查方法

P:胰腺;L:肝脏;AO:腹主动脉

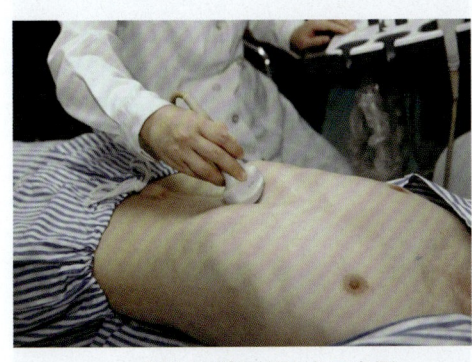

(a) 腹腔干横切面扫查示意图

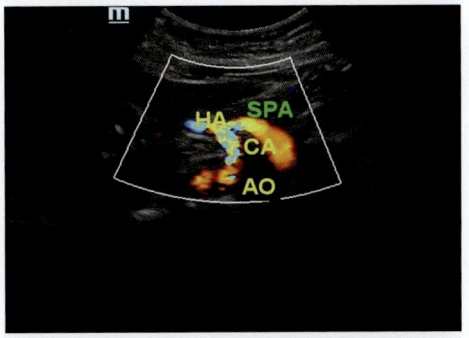

(b) 腹腔干及其分支彩色血流成像

图 5.5　腹腔干超声检查方法

AO:腹主动脉;HA:肝总动脉;CA:腹腔干;SPA:脾动脉

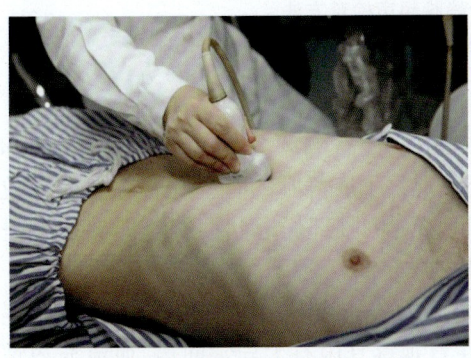

(a) 肠系膜上动脉纵切面扫查示意图

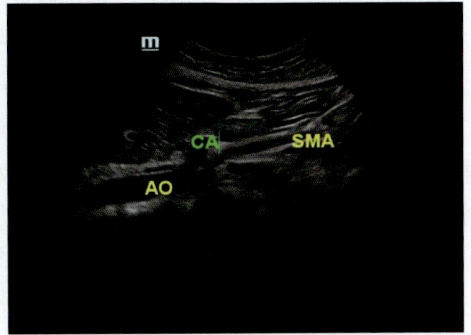

(b) 肠系膜上动脉纵切面声像图

图 5.6　肠系膜上动脉超声检查方法

AO:腹主动脉;CA:腹腔干;SMA:肠系膜上动脉

（4）肾动脉：一般采用横切面扫查。约在第 1 腰椎水平或第 1 至第 2 腰椎之间，肠系膜上动脉起始点稍下方可观察到从腹主动脉两侧向外发出的肾动脉，将探头稍向上、下移动或侧动，可分别观察到肾动脉向肾门方向前进，右肾动脉起点要比左肾动脉稍低一些（见图 5.7）。

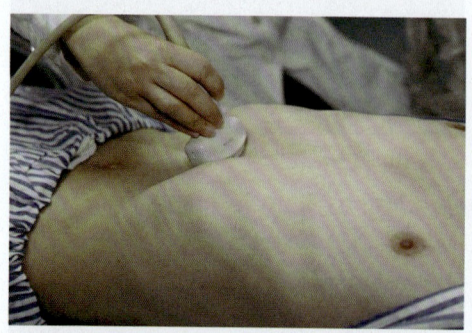

(a) 肾动脉横切面扫查示意图

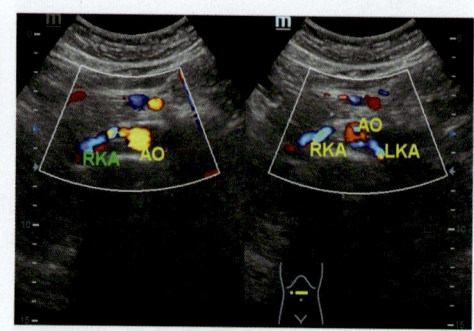

(b) 肾动脉横切面彩色血流成像

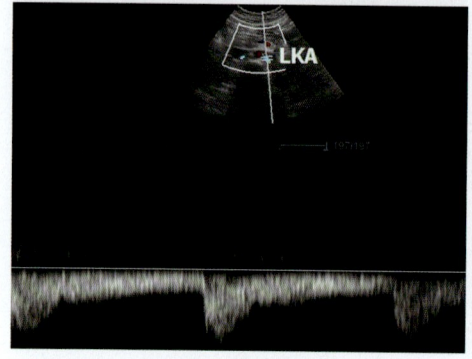

(c) 肾动脉频谱多普勒

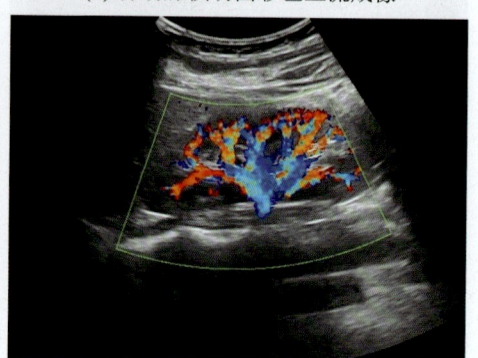

(d) 肾静脉彩色血流成像

图 5.7　肾动脉及肾静脉超声检查方法

AO：腹主动脉；LKA：左肾动脉；RKA：右肾动脉

2. 下腔静脉及其属支

（1）下腔静脉：将探头置于剑突下，腹正中线偏右侧约 20 mm 范围内，纵切和横切自上往下扫查至左右髂总静脉分叉处。观察下腔静脉的管壁和管腔血流充盈状况（见图 5.8）。或将探头置于右前腹肋间或右侧腰部做冠状面扫查能够显示呈平行排列的下腔静脉和腹主动脉的长轴图像。

（2）肝静脉：将探头置于右肋缘下斜切面扫查，声束指向右上方，在肝脏近膈顶处观察下腔静脉横断面和三支肝静脉，注意观察其内有无异常回声、血流充盈情况及频谱形态（见图 5.9）。

（3）肾静脉：肾静脉的检查方法与肾动脉类似，参照本节相关内容。

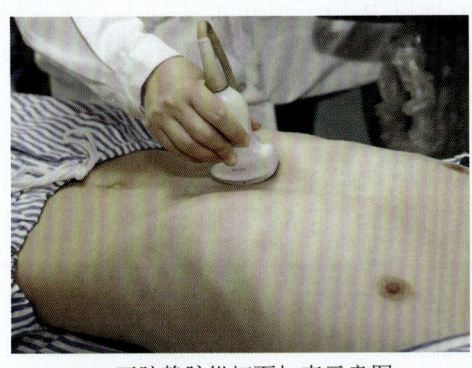
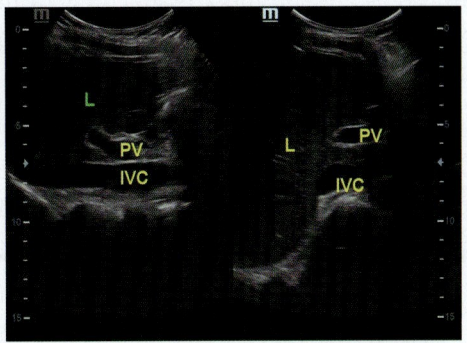

(a) 下腔静脉纵切面扫查示意图　　　　　(b) 下腔静脉纵切面及横切面声像图

图 5.8　下腔静脉超声检查方法

L:肝脏;IVC:下腔静脉;PV:脾静脉

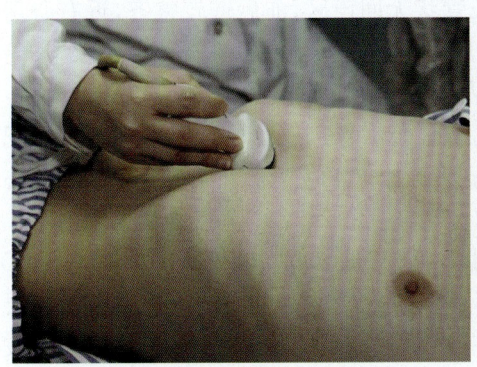
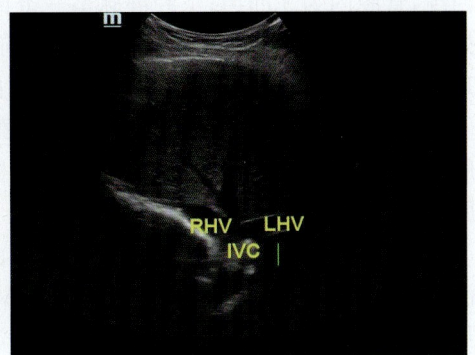

(a) 肝静脉长轴切面扫查示意图　　　　　(b) 肝静脉长轴切面声像图

图 5.9　肝静脉超声检查方法

RHV:肝右静脉;LHV:肝左静脉;IVC:下腔静脉

（五）测量方法

上述血管测量方法参照以上超声检查方法,注意观察血管外形有无先天异样,管壁厚度、管腔有无狭窄或扩张,管腔内有无异常回声,管腔内的血流方向、血流充盈情况、频谱形态等。静脉还应观察压迫后管腔的变化,血流频谱的图像性。动脉测量参数包括收缩期峰值流速、舒张末期流速、平均速度、血流速度比值、加速度、加速时间和阻力指数。

（六）正常超声表现

1. 腹主动脉及其主要分支

（1）腹主动脉:纵切于肝左叶后方呈一条管状无回声区,管壁光滑,横切位于脊椎中线偏左,呈一圆形无回声区。动脉内径自上而下逐渐变细,正常腹主动脉近端内径为 20～30 mm,中段为 15～25 mm,远段为 10～20 mm。CDFI:血流为层流;脉冲多普勒显示收缩期正向高尖单峰,舒张期为双向低速频谱,峰值流速一般为 90～150 cm/s。

(2)腹腔干和肠系膜上动脉:正常腹腔干内径为 6～9 mm,肠系膜上动脉内径为 6～8 mm。禁食时,肠系膜上动脉为三相波形,血液循环阻力较高,由收缩期向前波、舒张早期反向波和舒张中晚期的低速前向血流组成。腹腔干禁食时血流具有较高的舒张期血流,呈低阻的二相波形。

(3)肾动脉:成人肾动脉内径为 5～7 mm,血流频谱为低阻型,收缩早期频谱上升陡直,而后缓慢下降。正常肾动脉峰值流速为 60～120 cm/s,收缩早期加速时间小于 0.07 s,收缩早期加速度大于 3 m/s,阻力指数为 0.5～0.7。

2. 下腔静脉及其属支

(1)二维超声:下腔静脉及其属支如肝静脉、肾静脉管壁呈薄而平整的细线状回声,管腔内为无回声;下腔静脉呈一条长管状无回声区,前后壁较整齐,近右心房处可见生理性狭窄。正常下腔静脉管腔前后径:上段为 1.0～2.0 cm,中段为 0.9～1.9 cm,下段为 0.9～1.7 cm。下腔静脉内径随呼吸运动变化较大。

(2)彩色多普勒:体瘦者,管腔内会填满血流信号,显示清晰,但肠气干扰和肥胖等影响因素可使静脉管腔内血流信号显示不佳。下腔静脉近心段、肝静脉随心脏舒缩血流颜色可发生变化。

(3)频谱多普勒:每一心动周期依次由 S 波、V 波、D 波和 A 波组成。S 波和 D 波为前向波,S 波波峰常大于 D 波波峰;V 波、A 波、C 波为反向波。这种频谱主要见于下腔静脉近心段和三支肝静脉。血流频谱也受呼吸的影响,通常吸气时 S 波流速减低,D 波流速升高,而呼气时波形流速改变正好相反。乏氏实验时,反向血流消失。

(七)超声报告示范

超声所见:腹主动脉内径:近段(膈水平)为 20 mm,中段(肾动脉水平)为 16 mm,远段(分叉前)为 10 mm;走行正常,管径均匀,管壁不厚,内膜光滑,管腔清晰。

CDFI:彩色血流充填好,血流方向正常;PW:显示腹主动脉内血流频谱形态正常,峰值流速为 100 cm/s。

超声提示:腹主动脉二维超声、彩色血流及血流频谱均未见异常。

超声所见:下腔静脉内径(前后径):上段为 12 mm,中段为 10 mm,下段为 10 mm;走行正常,管径均匀,管壁不厚,内膜光滑,管腔清晰。

CDFI:彩色血流充填好,血流方向正常;PW:血流频谱形态正常。

超声提示:下腔静脉二维超声、彩色血流及血流频谱均未见异常。

三、实验注意事项

做腹膜后大血管超声检查时,应根据检查需要选择适当的取样框、血流速度量程、频率、血流-声束夹角等,以获取清晰的图像信息。

四、思考题

(1) 彩色多普勒显示腹主动脉血流呈现五彩花色时,该怎样调节?
(2) 彩色多普勒显示下腔静脉管腔血流充盈欠佳时,该怎样调节?

五、知识拓展

彩色多普勒是目前诊断腹膜后大血管疾病的非创伤性检查方法之一,具有很高的临床应用价值。一方面,它能有效分辨腹膜后大血管的结构;另一方面,彩色多普勒能实时、动态地了解腹膜后大血管的血流动力学状态,从而克服单纯二维声像图检查的局限性,有助于提高腹膜后大血管疾病的超声诊断水平。

第三节　肾　上　腺

一、实验目的

(1) 了解肾上腺超声检查的仪器条件。
(2) 熟悉肾上腺超声的检查准备、检查体位。
(3) 掌握肾上腺超声的检查方法、测量方法、正常超声表现及超声报告的书写规范。

二、实验内容

(一) 检查准备

肾上腺超声检查一般不需做特殊的准备,若为减少胃内容物引起的过多气体干扰,则选择晨起空腹检查最宜;对于腹部胀气或便秘患者,检查前 1 晚还应清淡饮食,睡前服用缓泻剂,当日晨起空腹并排便后进行超声检查。

（二）检查体位

肾上腺超声探测的常用体位为仰卧位、侧卧位和俯卧位。

（三）超声仪器

成人常用的探头频率为 3.5 MHz，肥胖者可适当降低探头频率选用2.5 MHz，儿童或体瘦者探头频率选用 5.0 MHz，新生儿探头频率选用 7.5 MHz。

（四）检查方法

1. 仰卧位及侧卧位扫查法

仰卧位及侧卧位扫查是检查肾上腺最常用的方法（见图 5.10）。

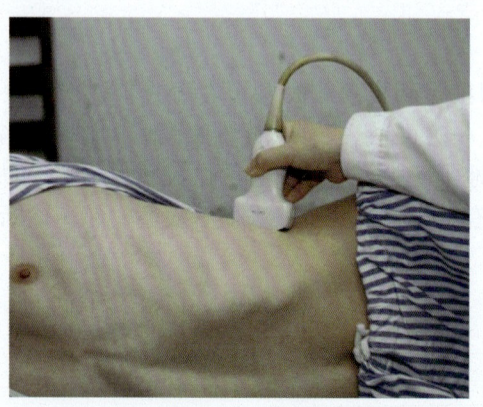

(a) 左肾上腺扫查示意图

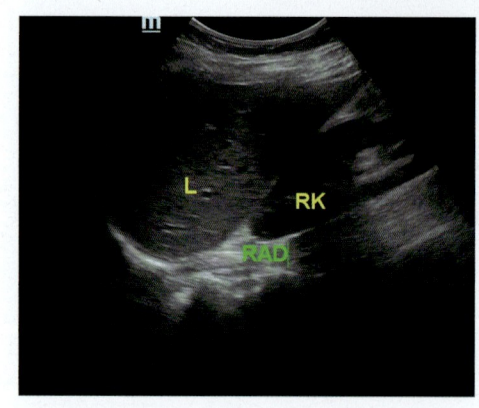
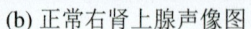

(b) 正常右肾上腺声像图

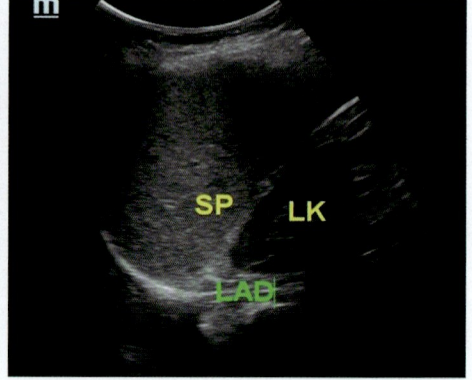

(c) 正常左肾上腺声像图

图 5.10　肾上腺超声检查方法

L:肝脏；RK:右肾；RAD:右肾上腺；LAD:左肾上腺

（1）右侧肾上腺扫查法：患者取仰卧位或左侧卧位。将探头置于腋前线或腋

中线第 9 至第 10 肋间,探测时以肝为声窗,在下腔静脉后方右肾上极内上方显示类似三角形或倒"Y"形的右侧肾上腺。

(2) 左侧肾上腺扫查法:患者取仰卧位或右侧卧位,将探头置于左侧第 9 至第 10 肋间,沿腋后线以脾和左肾为透声窗,在腹主动脉和左肾上极之间可探及左侧肾上腺,呈倒"V"形或月牙形。

2. 俯卧位扫查法

患者取俯卧位,将探头置于肾区上部,纵切或横切扫查,观察肾上极的前上方即为肾上腺区。

(五) 测量方法

1. 肾上腺长度

取仰卧位标准冠状切面或俯卧位标准矢状切面。正常值为 30～50 mm。

2. 肾上腺宽度

取仰卧位标准冠状切面或俯卧位标准水平横切面。正常值为 20～30 mm。

3. 肾上腺厚度

取俯卧位标准肾门水平横切面或俯卧位标准肾矢状切面。正常值为 2～8 mm。

(六) 正常超声表现

正常肾上腺二维灰阶图像右侧较左侧易显示,右侧显示率约为 97%,左侧显示率约为 83%,左侧略低于右侧,为三角形或"V"形及"Y"形的切面轮廓。边界为高回声,内部回声近似肾实质回声的低回声。新生儿的肾上腺相对较大,约为肾脏的 1/3,表现为厚的皮质低回声夹着薄的髓质回声。正常肾上腺的超声表现复杂多变,超声检查的重点是观察肾上腺体积大小及有无占位性病变(见图 5.10)。

(七) 超声报告示范

超声所见:双肾上腺大小正常:左肾上腺长 30 mm,宽 20 mm,厚 2 mm;右肾上腺长 32 mm,宽 23 mm,厚 3 mm。外形正常,边界清晰,回声正常,与周围组织关系清晰。

超声提示:双侧肾上腺厚度、回声未见异常,无占位性病变。

三、实验注意事项

(1) 扫查肾上腺时,应避免用力挤压。

(2) 由于肾上腺体积小而分布范围较大,识别较困难,易造成漏诊或误诊,应嘱患者注意变更体位及配合腹式呼吸,并行多方位的探查,以便获取清晰的图像。

(3) 左侧肾上腺较难显示。可嘱患者饮水后,以胃为透声窗,提高此区域的病变显示率。

四、思考题

（1）左侧肾上腺较常用仰卧位或侧卧位，经侧腰部冠状面探测，在左侧第 9 至第 10 肋间以什么为声窗进行扫查？在哪两者之间可探及左侧肾上腺？

（2）右侧肾上腺的常规探测切面及方法有哪些？

五、知识拓展

随着超声检查技术的发展，包括三维超声、超声介入等，不仅能确定有无肾上腺病变或占位，而且对确定肿瘤的位置、大小及形态，观察肿瘤与周围血管和脏器的关系，有无转移病灶，进行术前分期等，均具有重要的临床意义。

（江峰　沈春云　张艳）

第六章　泌尿系统超声检查技术

第一节　肾　　脏

一、实验目的

（1）了解肾脏超声检查的仪器条件。

（2）熟悉肾脏超声的检查准备、检查体位。

（3）掌握肾脏超声的检查方法、测量方法、正常超声表现及超声报告的书写规范。

二、实验内容

（一）检查准备

肾超声检查一般无需做特殊准备。若拟检查肾血管及肾门淋巴结时，尽可能空腹；若拟评价肾盂病变或拟同时检查膀胱和输尿管时，需嘱受检者在检查前 1~2 h 饮水 400~600 mL，待膀胱适度充盈后检查，以便更好地观察肾盂及上泌尿道病变。

（二）检查体位

1. 仰卧位

可行肾的冠状断面、肾长轴与短轴断面检查，还可在右侧和左侧上腹部做横向与纵向断面检查，分别显示双侧肾动脉与肾静脉出入肾门和出入腹主动脉和下腔静脉的长轴与短轴断面。

2. 侧卧位

可行肾冠状断面、纵断面及斜向断面检查。可经背部检查，又可经腹部和侧腰部检查，充分显示肾上极与肾下极，同时观察肾门、肾与毗邻脏器和病变的关系等。

3. 俯卧位

适于经背部行肾长轴与短轴断面检查。

4. 坐位与立位

经背部或侧腰部检查肾,适合观察肾或病变的上下动度情况。

(三)超声仪器

通常采用实时超声诊断仪,首选凸阵探头。可依据对分辨力及穿透力的需求调节探头频率。成人常用的探头频率为 3.0~5.0 MHz,儿童及婴儿可选择 5.0 MHz 或更高的频率。

(四)检查方法

1. 仰卧位经侧腰部扫查

患者仰卧,探头置于侧腰部第 8 至第 10 肋间,声束指向内侧,行肾冠状切面扫查。扫查右肾以肝为声窗,扫查左肾以脾为声窗。嘱受检者深呼吸,使肾上下移动,减少肋骨遮挡的影响,从而较完整地显示冠状断面的肾轮廓、肾实质和肾窦回声。由于肾上极稍偏后方,肾下极稍偏前方,因此扫查线的上端应偏后,而下端偏前。在完整显示肾冠状断面的基础上,将探头做十字交叉,由肾的中部向上和向下滑行扫查,可显示肾的一系列横断面图像。当腹部胃肠气体较多时,肾上极显示欠佳(见图 6.1(a))。

2. 侧卧位经侧腰部扫查

左侧卧位检查右肾,右手抬举至头部;右侧卧位检查左肾,左手上举至头部。分别利用肝或脾为声窗,对肾进行横切面和冠状切面的扫查。侧卧位检查可使肠管移向对侧,有利于肠道气体较多的患者的肾显示(见图 6.1(b),图 6.1(c))。

3. 俯卧位经背部扫查

患者取俯卧位并暴露两侧腰背部,探头置于背部脊肋角下方肾区。将探头上下缘的方向与肾长轴保持平行。然后将探头由内向外或由外向内扫查,可获取肾的一系列纵断面图像。在纵断面基础上,将探头沿肾长轴逆时针旋转 90°,自肾上极经肾门向下极扫查,可观察到一系列肾横断面图像。该途径受肋骨影响较少,易获得整个肾的声像图,但对于背肌发达的受检者,声衰减明显,图像不够清晰。为获取清晰的图像,扫查线的位置宜偏外侧,以避开背肌的影响(见图 6.1(d))。

4. 经腹部检查

上腹部做横断面扫查,不断调整探头角度,可分别显示左肾静脉、左肾动脉和右肾静脉、右肾动脉出入肾门的图像。横向追踪扫查,可显示肾动脉与肾静脉分别自腹主动脉分出和汇入下腔静脉的图像。

(五)测量方法

1. 肾脏长度

取仰卧位标准肾冠状切面或俯卧位标准肾矢状切面。测量肾脏上、下极之间的距离。正常值为 100~120 mm。

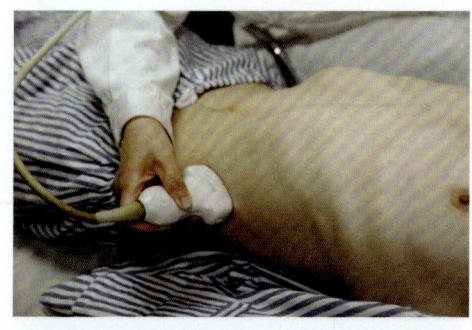

(a) 仰卧位经侧腰部冠状切面扫查示意图

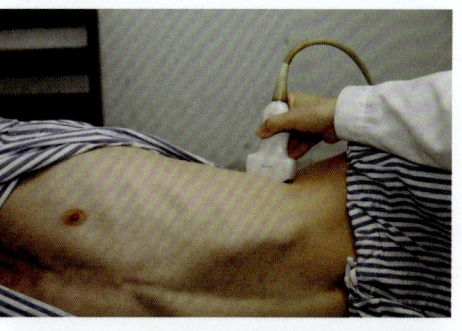

(b) 侧卧位经侧腰部冠状切面扫查示意图

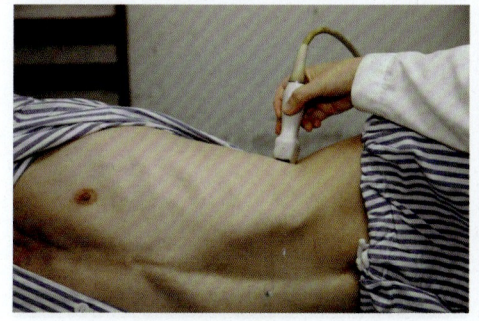

(c) 侧卧位经侧腰部横切面扫查示意图

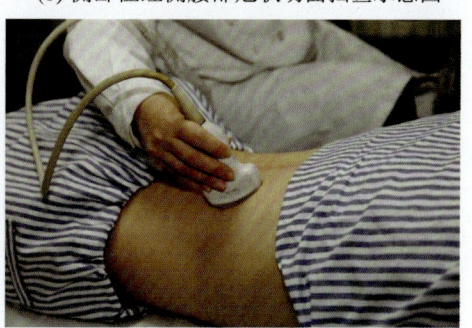

(d) 俯卧位经背部纵断面扫查示意图

图 6.1　肾脏超声检查方法

2. 肾脏宽度

取仰卧位标准肾冠状切面或俯卧位标准肾门水平横切面。沿肾脏长轴测量肾门与肾外缘之间的垂直距离,或沿肾脏横轴测量肾门与肾外缘之间的垂直距离。正常值为 45~55 mm。

3. 肾脏厚度

取俯卧位标准肾门水平横切面或俯卧位标准肾矢状切面。垂直于肾脏横轴测量肾脏前缘与后缘之间的垂直距离。正常值为 40~50 mm。

(六) 正常超声表现

正常肾二维灰阶图像显示从外向内周边的肾轮廓线、肾实质和中央的肾窦回声。周边的肾包膜光滑、清晰,呈高回声(见图 6.2)。

肾窦回声位于肾中央,宽度一般占肾的 1/3~1/2,通常表现为呈长椭圆形的高回声区,其回声强度高于胰腺回声。肾窦回声是肾窦内各种结构回声的回声复合,它包括肾盂、肾盏、血管、脂肪等组织的回声,其边界毛糙不齐,中间可出现无回声区,当大量饮水或膀胱过度充盈时,可略增宽,但小于 10 mm,排尿后此种现象随即消失。肾包膜和肾窦之间为肾实质回声,呈低回声,包含肾皮质和肾髓质(肾椎体)回声。肾椎体回声低于肾皮质回声(见图6.2)。

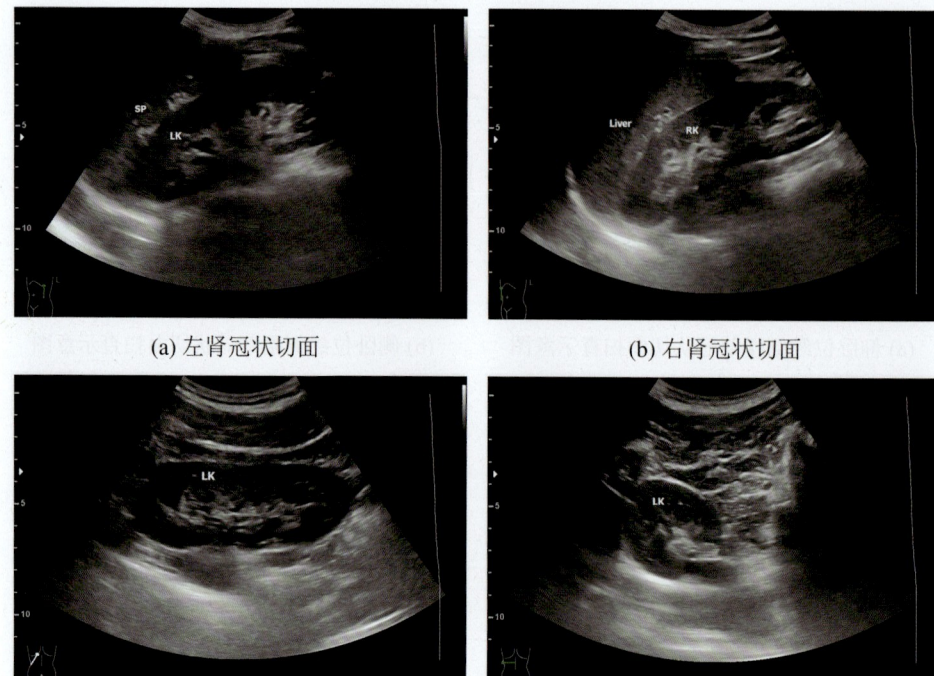

(a) 左肾冠状切面   (b) 右肾冠状切面

(c) 左肾矢状切面   (d) 左肾横切面（肾门水平）

图6.2　正常肾二维声像图

SP:脾脏；LK:左肾；Liver:肝脏；RK:右肾

正常情况下彩色多普勒诊断仪能清晰显示主肾动脉、肾段动脉、大叶间动脉、弓状动脉直至小叶间动脉及各段伴行静脉(见图6.3)。

正常肾在呼吸时能随呼吸运动而移动。

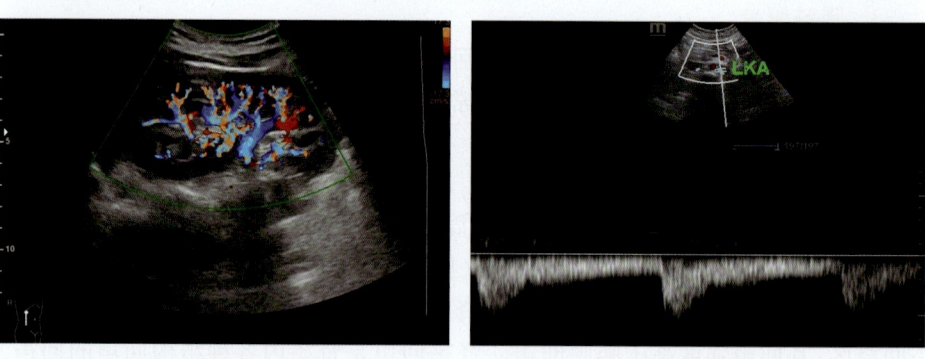

(a) 肾的彩色多普勒血流成像   (b) 肾动脉频谱多普勒

图6.3　肾多普勒超声图像

LKA:左肾动脉

（七）超声报告示范

超声所见:双肾大小:左肾长 110 mm,宽 45 mm,厚 43 mm,肾盂未见分离;右肾长 111 mm,宽 47 mm,厚 46 mm,肾盂未见分离。外形正常,包膜完整,表面平滑,肾实质回声正常,皮髓质分界清晰,集合系统为成堆分布的高回声。

CDFI:肾动脉起始部内径:左侧 43 mm,右侧 39 mm,管腔清晰,彩色血流充盈较好;肾门处血流速度:左侧 V_{max} 66 cm/s,RI 0.67;右侧 V_{max} 56 cm/s,RI 0.66。

超声提示:双侧肾脏大小、回声、血流信号及血流频谱均未见明显异常。

三、实验注意事项

（1）做肾脏超声检查时,注意变更体位及配合腹式呼吸,以获取清晰的图像。

（2）由于双肾上极位置较深略偏后,分别被脾、肝所覆盖,而下极较浅略偏前,故做冠状面扫查时应注意调整探头的位置,必要时配合呼吸,尽可能获得肾最大长径。

（3）左肾扫查有时须经肋间获得,并取决于受检者体型及肾的位置。将探头垂直置于腋中线的低位肋间,改变呼吸状态及探头的方向以便通过相邻肋间扫查整个肾脏。

（4）对肾长轴切面扫查时注意显示邻近的肝或脾,便于比较肾脏与邻近肝脏或脾的回声特征。图像应调制为肾皮质的回声略低于肝、脾实质回声。

（5）如一侧肾窝找不到肾,应了解有无手术史,注意寻找及鉴别有无异位肾、肾萎缩或发育不良、肾缺如以及女性生殖器官畸形等异常现象。

（6）确定肾内有无局限性病变时,需结合长轴切面及短轴切面,利用灰阶和彩色多普勒血流图像,避免误诊或漏诊。发现明确的局限性病变需存储病灶的长轴及短轴图像及测值,并存储反映病灶回声及血流信号特点的图像。

（7）肾的大小与身高和年龄有关。成人肾的体积随年龄增长而减小,且以肾实质变薄为主。

四、思考题

（1）以仰卧位行肾冠状切面扫查时,扫查线的上端是否应偏后,而下端偏前?

（2）以俯卧位获取标准肾矢状切面时,如果肾上极显示不佳,可以采取哪些措施呢?

五、知识拓展

随着超声检查技术的发展,包括二维与三维超声、彩色多普勒、超声造影等,不

仅能确定有无肾肿瘤,还对确定肿瘤的位置、大小及形态,观察肿瘤与周围血管和脏器的关系,有无转移病灶,进行术前分期等,均具有重要的临床意义。

对直径 10 mm 左右的肿瘤,在超声引导下经皮肾穿刺活检可明确诊断。

第二节 输 尿 管

一、实验目的

(1) 了解输尿管超声检查的仪器条件。

(2) 熟悉输尿管超声的检查准备、检查体位。

(3) 掌握输尿管超声的检查方法、测量方法、正常超声表现及超声报告的书写规范。

二、实验内容

(一) 检查准备

(1) 检查前嘱病人饮水 300～500 mL,待膀胱充分充盈后扫查。

(2) 宜空腹检查,以减少气体干扰,必要时可清洁灌肠。

(二) 检查体位

1. 仰卧位

经腰侧部做肾的冠状断面和短轴断面扫查,可经前腹部做两侧输尿管各段的追踪扫查。

2. 俯卧位

经背部可做肾纵断面和横断面检查。对于肾窦和输尿管扩张积水者,在此体位上显示肾盂输尿管连接部,向下追踪扫查可至髂嵴上部的输尿管腹段。

3. 侧卧位

可取左侧和右侧卧位,当显示肾积水时,在经腰侧部行肾门部斜横断面的基础上,可沿扩张的肾盂输尿管连接部向下移行扫查,能够观察到大部分左侧或右侧的腹段输尿管。

4. 截石位

适于对经腹壁超声检查显示盆段或膀胱壁内段输尿管不满意的已婚女性,在该体位上可采取阴道超声检查;对于男性或未婚女性,必要时可取左侧卧位,双腿弯曲,应用腔内探头经肛门插入直肠内,检查膀胱后方盆段或膀胱壁内段输尿管。

(三) 超声仪器

通常选用凸阵探头,频率为 3.0～5.0 MHz,肥胖病人可用 2.5 MHz,儿童可用 5.0 MHz。

(四) 检查方法

1. 侧卧位经侧腰部探测
探头在侧腰部沿着肾盂、肾盂输尿管连接部探测到输尿管腹部或部分腹段输尿管(图 6.4(a))。

2. 俯卧位经背部探测
探头沿着肾盂、肾盂输尿管连接部探测到髂嵴以上的腹段输尿管(图 6.4(b))。

3. 仰卧位经腹部探测
探头置于下腹部,先找到髂动脉,在髂动脉的前方寻找扩张的输尿管,再沿着输尿管长轴向下探测至盆腔段输尿管及其膀胱壁内段输尿管;或先找到膀胱输尿管出口处,再沿输尿管走行向上探测(图 6.4(c))、图 6.4(d)、图 6.4(e))。

4. 经直肠和经阴道检查
在腔内探头表面涂少量耦合剂,套上避孕套,在套外再涂适量耦合剂,患者取左侧卧位,双腿屈曲,露出臀部,将腔内探头经肛门缓慢插入直肠内;已婚女性取截石位,将已准备妥当的腔内探头缓慢送入阴道内。男性在精囊腺的前方、女性在子宫颈外侧前方,寻找膀胱后方的盆段至膀胱壁内段输尿管,并可更加清晰地显示两侧输尿管口。当在扩张的输尿管中断处显示病变后,应用彩色多普勒可观察到病变的血流和两侧管口部的尿流信号。

(五) 测量方法

正常输尿管各部的管径粗细不同。一般处于闭合状态,超声难以显示。通过大量饮水,使输尿管处于充盈状态时,管腔内径可达 1～3 mm。

(六) 正常超声表现

正常输尿管内径窄小,超声一般不易显示。当大量饮水使膀胱充盈时,输尿管才能显示,表现为中间呈无回声的两条平行明亮带状回声且有蠕动。输尿管开口处位于膀胱三角的左右两上角,稍向膀胱内隆起,彩色多普勒超声可显示输尿管开口处向膀胱内喷尿的彩色信号(见图 6.4(f))。

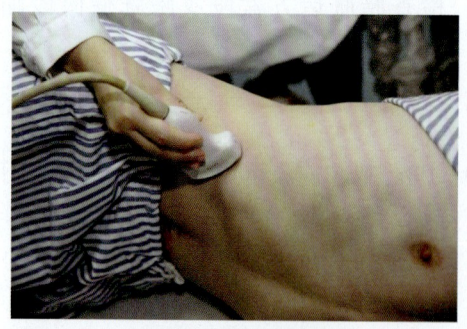

(a) 侧卧位经侧腰部探测

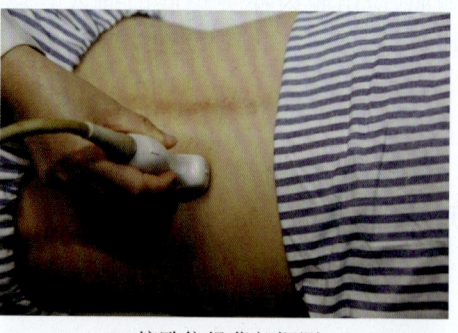

(b) 俯卧位经背部探测

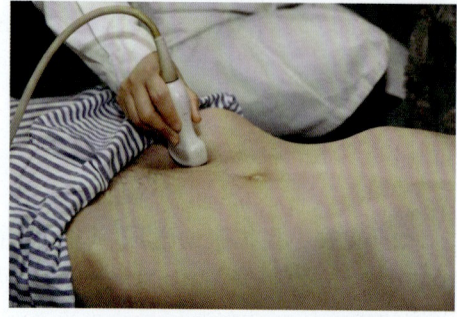

(c) 仰卧位经腹部探测-寻找髂动脉

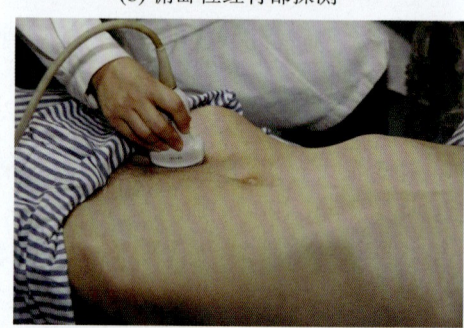

(d) 仰卧位经腹部探测-寻找盆腔段输尿管

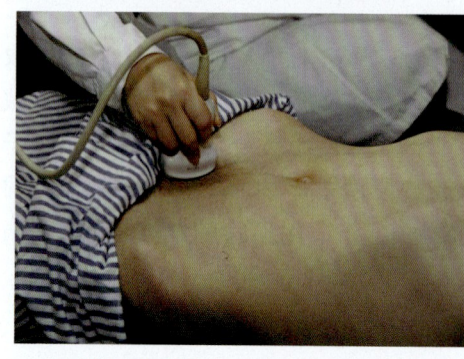

(e) 仰卧位经腹部探测-寻找膀胱壁内段输尿管

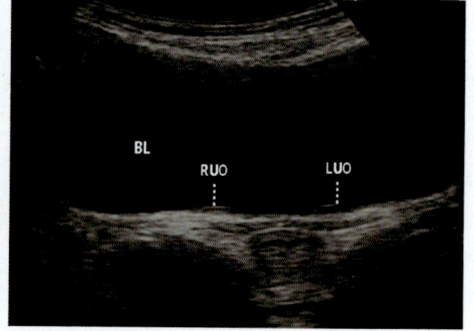

(f) 输尿管开口

图 6.4　输尿管超声检查方法

BL:膀胱;RUO:右侧输尿管开口;LUO:左侧输尿管开口

(七) 超声报告示范

超声所见:输尿管显示欠佳。左侧输尿管未见扩张;右侧输尿管未见扩张。

超声提示:双侧输尿管未见明显异常。

三、实验注意事项

（1）不同部位输尿管显示差别很大，必须重视聚焦和 DGC 的调节。

（2）输尿管口的喷尿状态可间接反映输尿管的通畅程度或蠕动功能，必要时应予评价和记录。

（3）膀胱高度充盈后，可增加输尿管的扩张程度，有助于提高梗阻性病变的显示率。

（4）对输尿管膀胱壁段和膀胱三角区扫查，要抑制远场增益。探头适当加压能缩短探头和输尿管的距离。

（5）因肠道气体干扰，输尿管中段部分显示不满意，此时探头可适当加压，并辅以 CDFI 区分输尿管与周围血管。

（6）注意患者肾盂、肾盏、输尿管与膀胱壁的改变。

（7）并不是所有的输尿管结石都合并明显的肾脏或输尿管积液，开口部的小结石可能不引起积液，故检查时需全程观察，尽量做到不漏诊。

四、思考题

（1）不同部位输尿管显示差别很大，如何尽可能地获得更清晰的图像？

（2）输尿管中段部分显示不满意时，可以采取哪些措施？

五、知识拓展

超声可准确显示输尿管是否积水、积水程度及积水部位。可鉴别器质性及功能性梗阻，对造成积水的原因也能提供有价值的信息。

第三节　膀　　胱

一、实验目的

（1）了解膀胱超声检查的仪器条件。

（2）熟悉膀胱超声的检查准备、检查体位。

（3）掌握膀胱超声的检查方法、测量方法、正常超声表现及超声报告的书写规范。

二、实验内容

(一) 检查准备

(1) 经腹部和经直肠探测时需适度充盈膀胱。

(2) 经直肠探测前应排净粪便,必要时可清洁灌肠。

(3) 检查前应了解受检者有无尿道狭窄、膀胱挛缩和急性感染等检查禁忌证。

(二) 检查体位

1. 仰卧位

经腹部扫查的常规体位,充分暴露下腹部至耻骨联合处。

2. 侧卧位、膝胸位或截石位

经直肠扫查时采用的体位,暴露臀部和肛门区。

(三) 超声仪器

通常采用实时超声诊断仪,首选凸阵探头。可依据对分辨力及穿透力的需求调节探头频率。成人常用的探头频率为 3.0～5.0 MHz,经直肠、阴道和尿道膀胱腔内探头多用 5.0～15 MHz 的宽频或多频探头。彩色多普勒用于观察输尿管口的喷尿情况。

(四) 检查方法

1. 经腹部探测

患者取仰卧位,探头置于耻骨联合上方,做多切面的扫查(见图 6.5)。

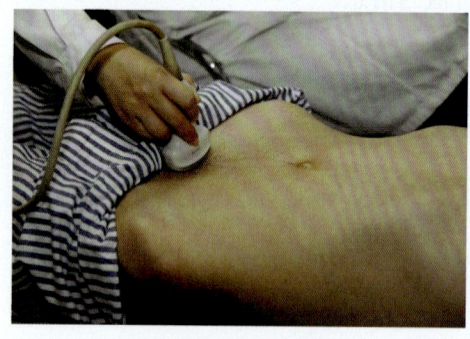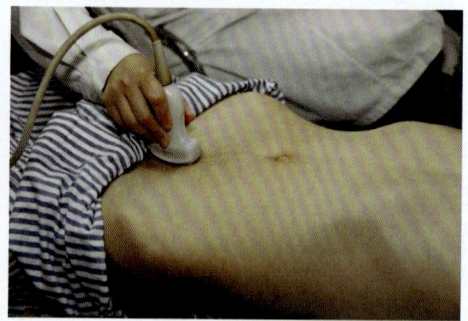

(a) 经腹部横切面探测　　　　　　　　　(b) 经腹部纵切面探测

图 6.5　膀胱超声检查方法

2. 经直肠探测

患者取左侧卧位,胸膝位。在探头表面涂少量的耦合剂后,外套一橡皮套(避孕套),橡皮套外涂以耦合剂后缓缓插入肛门进行检查。主要用于观察膀胱三角区。

3. 经尿道扫查

中度充盈膀胱,患者取截石位,麻醉,阴部消毒和铺无菌巾单,与膀胱镜检查要求相同。膀胱镜检查后,插入超声探头。膀胱充水后做 360°横向扫查。将探头自外向内移动扫查,便可显示环绕探头的一系列膀胱横断面声像图。在扫查的过程中,需要不断侧动探头角度,注意观察膀胱底部和顶部,以免漏掉较隐蔽的病变。

(五) 测量方法

1. 膀胱内径

取膀胱最大横切面,测量膀胱腔的前后径和左右径;取膀胱最大纵切面,测量膀胱的上下径。均从膀胱黏膜的外缘测至对侧黏膜的外缘。

2. 膀胱壁厚度

膀胱壁厚度应自浆膜层测到黏膜层。正常膀胱壁的厚度为 1～3 mm。

3. 膀胱容量

膀胱容量指受检者有尿意、急于排尿时,膀胱所能容纳的尿量。在腹正中线处取膀胱的纵断面,测其上下径(d_1)与前后径(d_2),然后将探头横置,取膀胱的最大横断面,测量其左右径(d_3)。按容积公式计算:$V(\text{mL}) = 0.5 d_1 \times d_2 \times d_3 (\text{cm}^3)$;正常值为 250～400 mL。

4. 残余尿量

残余尿量指排尿后未能排出而存留在膀胱内的尿量。残余尿量应在排尿后立即测量。正常情况下残余尿量少于 10 mL。三维成像可以较准确地评估残余尿量。

(六) 正常超声表现

膀胱是储存尿液的囊性肌性器官,其形状、大小和位置均随尿液充盈的程度而变化。膀胱适当充盈时,纵断面声像图呈边缘圆钝的三角形,横断面膀胱呈圆形或椭圆形。膀胱内尿液呈无回声状。向两侧移动探头,可见膀胱后侧壁内的输尿管膀胱壁段。横断面后下方为膀胱三角区,输尿管开口呈略隆起的小乳头状高回声。男性膀胱后下方为前列腺和直肠,女性膀胱后下方为子宫和阴道。

膀胱壁回声较高,光滑、连续性完整。膀胱壁的厚度随充盈程度而变化,但整个膀胱壁厚度应均匀一致,厚度为 1～3 mm。膀胱壁的任何局限性增厚都是异常表现。膀胱壁内表面为黏膜与尿液形成的高回声界面,外面为膀胱表面与周围组织形成的高回声界面,中间为呈中低回声的肌层。排尿后,膀胱肌肉收缩,黏膜略增厚,形成许多皱襞,且表面不光滑(见图 6.6)。

（七）超声报告示范

超声所见：膀胱充盈良好，形态规整；膀胱壁厚度正常，内壁光整；膀胱内尿液为澄净的无回声，透声好。残余尿量 8 mL。

CDFI：膀胱三角区内两侧输尿管开口处见喷尿的彩色信号。

超声提示：膀胱未见明显异常。

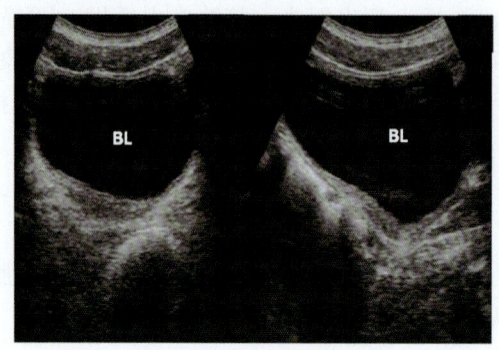

图 6.6　正常膀胱声像图

BL：膀胱

三、实验注意事项

（1）对于膀胱的检查探查范围应扩大到膀胱的周围和整个盆腔，避免遗漏膀胱憩室。

（2）输尿管口的喷尿状态可间接反映输尿管的通畅程度或蠕动功能，必要时应予评价。

（3）对输尿管膀胱壁段和膀胱三角区扫查，要抑制远场增益。探头适当加压能缩短探头和输尿管的距离。

（4）膀胱过度充盈后测量残余尿往往不准确，测值往往偏大很多或出现虚假残余尿，故在测量残余尿前不要憋尿。对憋尿很多，又有排尿困难者，可于排尿后稍事休息，在第二次排尿后再进行残余尿测量。

（5）测量膀胱径线时，纵切和横切的压力须相同，以免造成误差。

（6）排尿后膀胱形态变成不规则的几何形态，故依据公式求出的数据和实际误差可能较大，仅供临床医生参考。

四、思考题

（1）为何在做膀胱超声检查时，探查范围要扩大到膀胱的周围和整个盆腔？

（2）在做膀胱超声检查时，要注意哪些部位的病变较为隐蔽，容易被遗漏？

五、知识拓展

膀胱内探头经尿道放入膀胱腔内进行检查,可进行三维重建,形成三维图像,并可结合膀胱镜进行检查,弥补了膀胱镜仅能观察膀胱腔内黏膜表面的不足,对判断肿块对膀胱壁的浸润深度及分期较有利。

第四节　前　列　腺

一、实验目的

(1) 了解前列腺超声检查的仪器条件。

(2) 熟悉前列腺超声的检查准备、检查体位。

(3) 掌握前列腺超声的检查方法、测量方法、正常超声表现及超声报告的书写规范。

二、实验内容

(一) 检查准备

(1) 经腹部和经直肠检查前列腺需适度充盈膀胱。

(2) 经直肠检查前需排便,必要时需灌肠。

(3) 经会阴探测一般无需做特殊准备。

(二) 检查体位

1. 仰卧位

经腹部探测前列腺是最常用的体位。

2. 侧卧位或截石位

经直肠或经会阴探测则根据需要采用。

(三) 超声仪器

1. 经腹壁探测

首选凸阵探头,成人常用的探头频率为 $3.0 \sim 3.5$ MHz,儿童可用 5.0 MHz。

2. 经会阴探测

首选小凸阵或扇形超声探头,成人常用的探头频率为 3.5 MHz,儿童常用的探头频率为 5.0 MHz。

3. 经直肠探测

选用双平面直肠探头或端射式直肠探头,探头频率为 5.0～10.0 MHz。

(四) 检查方法

1. 经腹壁探测

仰卧位,探头置于耻骨上区,利用中等充盈的膀胱作为"透声窗",探头指向后下方,纵切,适当加压检查,可获得正中矢状切面声像图。探头向左、右侧动扫查,可获得矢状旁切面声像图。探头横置于耻骨联合上缘,声束指向后下,即可获得斜冠状切面(见图 6.7)。

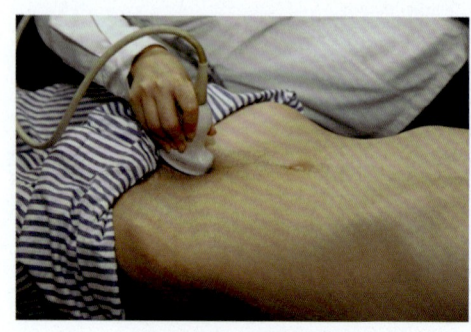

(a) 经腹壁纵切面探测　　　　　　(b) 经腹壁斜冠状切面探测

图 6.7　前列腺超声检查方法

2. 经直肠探测

在探头表面涂少量的耦合剂后,外套一橡皮套(避孕套),再涂以耦合剂后插入直肠即可进行检查。从前列腺底部至尖部横切面扫查,再旋转探头行纵切面扫查。在前列腺体积显著增大时应适当降低探头频率,以观察前列腺全貌。该方法可清晰显示前列腺形态、大小及内部结构,径线测量准确,是前列腺探测的最佳方法。

3. 经会阴探测

患者取膝胸位或左侧卧位,局部涂以耦合剂,在会阴部或肛门前缘加压扫查,可探测前列腺。适当加压探测可有效观察前列腺形态改变的程度,还能感受前列腺质地的软硬度。

(五) 测量方法

1. 前列腺上下斜径(长径)

取直肠正中矢状断面,测量前列腺上下斜径(经腹部扫查常不能完整显示其下缘,测量不准确)。正常值约为 30 mm。

2. 前列腺左右径（宽径）

取经直肠探测的最大横断面或经腹部探测的最大斜断面,测量前列腺左右径。正常值约为 40 mm。

3. 前列腺前后径（厚径）

取经直肠探测的正中矢状断面或横断面,测量前列腺前后径。正常值约为 20 mm。

（六）正常超声表现

正常前列腺横切面呈左右对称的栗子形。包膜完整光滑,内部呈分布均匀的低回声。前方为低回声内腺,后方为回声偏高的外腺,两侧底部后上方可见呈无回声或低回声的精囊;前列腺纵切面呈椭圆形,尖部指向前下方,正中矢状面可见稍凹入的尿道内口,在前列腺的后方两侧可见对称的长条状低回声,为精囊(见图 6.8)。

彩色多普勒检查前列腺内部基本无血流信号或仅显示稀疏的点状血流信号。

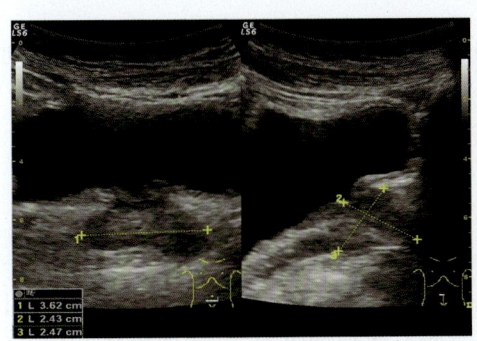 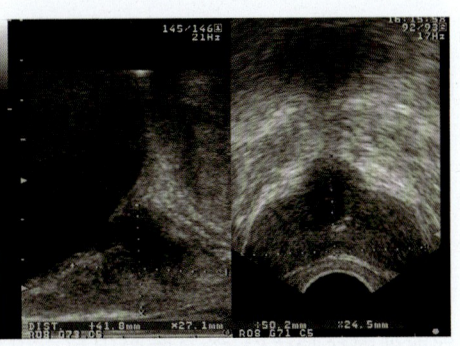

(a) 经腹部扫查前列腺声像图　　　　(b) 经直肠扫查前列腺声像图

图 6.8　正常前列腺声像图

（七）超声报告示范

超声所见:前列腺大小正常,长(上下径)30 mm,宽(左右径)41 mm,厚(前后径)23 mm;边界清晰,包膜完整,呈细线状;内外腺比例正常,前列腺内部为细小低回声,分布均匀。

CDFI:前列腺内仅见少许点状血流信号。

超声提示:前列腺未见明显异常。

三、实验注意事项

(1) 经腹超声检查前列腺的图像分辨率远不及经直肠检查法。因为耻骨联合的遮挡,前列腺的下部可能无法显示,影响前列腺的全面检查,易造成误诊、漏诊。在超声测值中前列腺的厚径、长径的测量误差较大,重复性差。如果有腹壁厚、局部瘢痕、膀胱充盈不良等情况,或者受操作手法影响,常使前列腺检查结果不能满意。需要时可进一步进行经直肠腔内检查。

(2) 经直肠腔内检查,由于探头接近病变部位,缩短声路而降低声衰减,故可全面显示前列腺、精囊,并可明显提高图像分辨力,发现细小病灶;超声测值相对准确,可进一步计算前列腺的重量,对前列腺增生程度进行量化分析,对选择治疗方案、观察疗效等有意义。但此方法也有其局限性,因检查为介入性,操作不方便,有感染、损伤等风险,患者较难接受。另外,有外痔和肛裂的患者慎用;肛管、直肠狭窄者、腹膜刺激征者等不宜检查。

(3) 经直肠腔内检查时,探头和乳胶套表面应用耦合剂充分润滑,插入肛门时动作必须轻柔,避免疼痛。探头最大进深应小于 140 mm。

四、思考题

(1) 经腹壁超声检查前列腺、经直肠超声检查前列腺、经会阴超声检查前列腺,哪种方法获得的前列腺形态学数据更为准确?

(2) 为何经会阴超声检查前列腺时需要适当加压?

五、知识拓展

随着现代超声技术的不断发展,介入性超声已广泛应用于经直肠腔内超声引导前列腺穿刺活检、经直肠腔内超声引导前列腺脓肿抽吸引流、冲洗给药,以及经直肠腔内超声对经尿道前列腺电切的术中监护等方面。

（张顺花　张艳　王金萍）

第七章　妇科超声检查技术

一、实验目的

（1）了解妇科超声检查的仪器条件。

（2）熟悉妇科超声的检查准备、检查体位。

（3）掌握妇科超声的检查方法、测量方法、正常超声表现及超声报告书写规范。

二、实验内容

（一）检查准备

（1）妇科超声经腹部检查，要求患者在检查前 1 h 饮水 500 mL 左右，使膀胱适度充盈；以子宫矢状切面为标准，充盈膀胱将周围肠管推开，能清晰显示包括子宫底在内的子宫长轴的完整轮廓为适度。

（2）妇科超声经阴道检查，适用于有性生活史的妇女盆腔超声检查，要求患者排空小便，有阴道出血者需外阴擦洗后进行。

（3）妇科超声经直肠检查，主要用于无性生活史、老年性阴道萎缩、阴道畸形等经腹壁扫查图像模糊但又不适宜经阴道扫查的情况，需排空大小便。

（4）妇科急症无时间憋尿又不能经阴道和直肠的检查者，可在常规消毒下插入导尿管，注入生理盐水 500 mL 左右进行经腹部检查。

（二）检查体位

妇科超声探测的常用体位为仰卧位、膀胱截石位或左侧卧位，左腿伸直，右腿屈曲。

（三）超声仪器

妇科超声经腹部探测探头首选凸阵探头，成人常用的探头频率为 3.0～3.5 MHz。经阴道探测探头首选端氏凸阵探头，探头频率为 5.0～7.5 MHz，也可用 5.0～9.5 MHz 的变频探头。

（四）检查方法

1. 经腹壁扫查

下腹部皮肤表面涂适量的耦合剂,探头置于下腹部表面进行扫查,先在盆腔中部采用矢状切面扫查,以子宫矢状面为中心,探头稍向两侧偏转、滑行,然后探头转动 90°改为横切面扫查,从上向下或从下向上连续扫查,观察子宫、双侧附件及盆腔内结构(见图 7.1)。

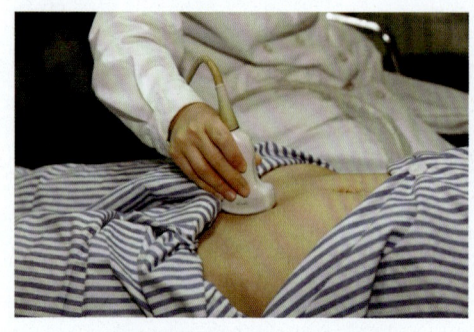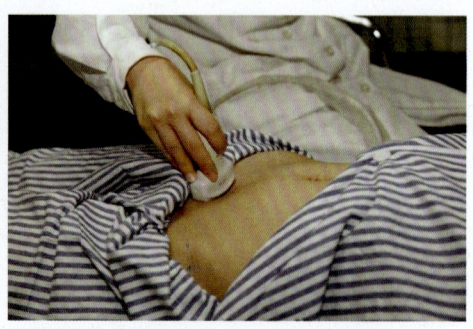

(a) 经腹壁矢状切面扫查示意图　　　　　　(b) 经腹壁横切面扫查示意图

图 7.1　妇科超声检查方法

2. 经阴道或直肠扫查

阴道探头外套上加入耦合剂的消毒避孕套,将阴道探头轻缓插入阴道或肛门,置于阴道穹隆。扫查时先显示宫颈管至宫腔线的子宫矢状切面,观察宫颈管、子宫内膜及子宫肌层结构;然后将探头向左右两侧轻轻摆动,观察子宫两侧壁;旋转探头 90°做横切面的扫查;最后在子宫的两侧扫查卵巢,观察卵巢及宫旁肿块的结构特点,注意子宫后方、直肠窝有无积液或异常。

（五）测量方法

1. 子宫体

(1) 测量方法:取子宫正中矢状切面和宫底最大横切面。自宫颈内口到宫底浆膜层测量宫体的长径;与长径相垂直测量宫体前缘到后缘的最大距离为前后径;取宫底内膜腔最大横切面,在子宫与输卵管连接处水平测量其横径。

(2) 正常值:育龄期:正常生育年龄妇女子宫体长径为 50～75 mm,前后径为 30～45 mm,横径为 45～60 mm;青春期:新生儿的子宫、宫颈总长度为 35 mm,1 岁后逐渐减小至 25 mm,宫颈与宫体之比例为 2∶1,此形态持续至青春前期。10 岁子宫长径约为 35 mm,13 岁增大至 62 mm 左右,宫体增长的幅度比宫颈大;绝经期:绝经后子宫体萎缩变小,宫颈与宫体长度的比例逐渐恢复到幼女时期一样。

2. 子宫内膜

(1) 测量方法:取子宫正中矢状切面。测量内膜最厚处,包括前后壁内膜。

(2) 正常值:育龄期:月经期,即卵泡早期(第 1~4 日),内膜较薄(3~6 mm)。增殖期,即卵泡期(第 5~14 日),内膜逐渐增厚约为 10 mm。分泌期,即黄体期(第 15~28 日),内膜厚度可达 10~13 mm;青春期:内膜呈线状,有时难以辨认;绝经期:内膜呈线状,无周期性变化。

3. 宫颈

(1) 测量方法:取子宫正中矢状切面和横切面,正中矢状切面自宫颈内口至外口测量宫颈长度,与之垂直的切面测量其前后径,横切面测量横径。

(2) 正常值:育龄期:正常宫颈长度为 25~30 mm,前后径为 15~20 mm,横径为 20~30 mm;青春期:宫颈与宫体之比例为 2:1;绝经期:宫颈与宫体之比例为 2:1。

4. 卵巢

(1) 测量方法:取卵巢显示最大切面及其垂直切面,最大切面测量最大径及垂直最大径,垂直切面测量最大径。

(2) 正常值:育龄期:正常成年妇女卵巢大小为 40 mm×30 mm×10 mm;青春期:幼女卵巢大小为 3 mm×2.5 mm×1.5 mm,至青春前期大小为长 24~41 mm,厚 8.5~9.4 mm,宽 15~24 mm;绝经期:卵巢萎缩,绝经 1 年后经腹壁扫查基本无法显示及测量。

5. 子宫动脉

(1) 测量方法:取宫体与宫颈交界水平横切面。彩色多普勒显示定位血管,将取样容积置于血管中央,矫正角度,获取频谱。

(2) 正常值:子宫动脉血流频谱的特征为收缩期高速血流、舒张期驼峰样正向血流频谱。子宫肌层可显示散在条状血流信号,与宫腔线垂直,为放射状动脉。子宫动脉 RI 的平均值为 0.85 ± 0.07,增殖期为 0.88 ± 0.05,黄体期为 0.84 ± 0.06。

6. 卵巢动脉

(1) 测量方法:获取卵巢切面,放大显示。以彩色多普勒显示动脉走行后用频谱多普勒测量。

(2) 正常值:月经期:卵巢内血流信号较少,难以记录到血流频谱;卵泡期:卵巢内血流信号逐渐增多,流速增快,阻力减低。在优势卵泡周围可显示半环状至环状的血流信号,动脉血流阻力指数(RI)为 0.4~0.5;黄体期:黄体形成过程中黄体囊肿周围血管增生,囊壁上血管扩张明显,表现为环绕黄体的丰富血流信号,血流频谱呈高速低阻型,阻力指数可低至 0.40 以下。

7. 输卵管测量

正常情况下不能显示,有盆腔积液衬托时则可显示。测量输卵管内径,需双侧对比。一般呈弯曲细管状低回声,边缘回声稍强。多普勒超声经阴道 CDFI 偶尔可显示输卵管管壁上少许血流信号,可记录到低速中等阻力流频谱。

（六）正常超声表现

1. 育龄期女性子宫、卵巢超声表现

（1）子宫：子宫体：子宫位于膀胱后方正中或稍偏一侧，宫体为实性均质回声结构，浆膜层为纤细线状高回声，肌层呈均匀等回声，子宫腔呈线状高回声，宫腔线周围有周期性改变的内膜层围绕（见图 7.2）。

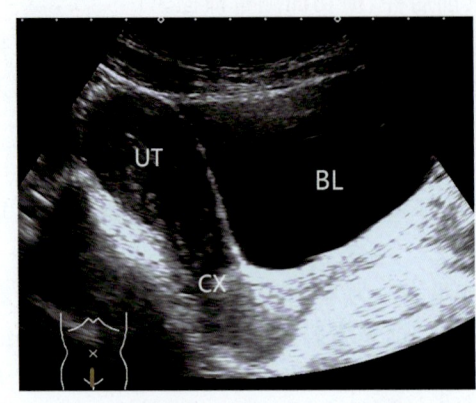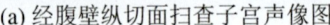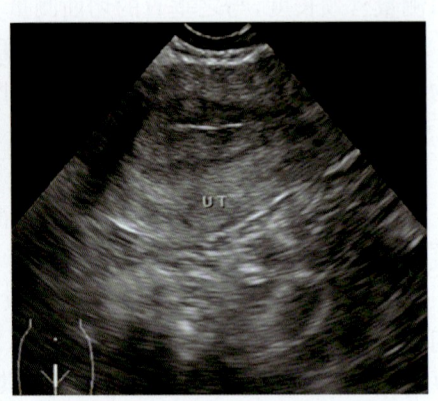

(a) 经腹壁纵切面扫查子宫声像图　　　　　(b) 经阴道纵切面扫查子宫声像图

图 7.2　正常子宫声像图

BL：膀胱；UT：子宫；CX：宫颈

子宫内膜：子宫内膜声像随月经周期改变有不同表现。① 月经期：内膜较薄，初为不均匀回声，月经基本干净后表现为均等回声，两层内膜间宫腔线清晰（见图 7.3(a)）。② 增殖期：内膜腺体增生，内膜功能层呈低回声，基底层呈高回声，加上宫腔线的高回声形成"三线"征，内膜逐渐增厚（见图 7.3(b)）。③ 分泌期：排卵后 24～48 h，在孕激素的作用下子宫内膜发生分泌反应，内膜由基底层逐渐向内膜表面转变成较强回声层。至分泌期末内膜厚度可达 10～13 mm，呈均质较高回声（见图 7.3(c)）。

宫颈声像：宫颈回声较宫体肌层稍高，宫颈黏膜层纵切时表现为沿颈管线周围的梭形低回声，横切时则为卵扁椭圆形的低回声（见图 7.4）。

多普勒超声：在宫体与宫颈交界水平两侧可显示子宫动静脉的血流信号。子宫动脉血流频谱的特征为收缩期高速血流、舒张期驼峰样正向血流频谱。子宫肌层可显示散在条状血流信号，与宫腔线垂直，呈放射状动脉（见图 7.5）。

（2）卵巢：二维超声：卵巢呈扁椭圆形，边界稍有凹凸，中央部回声略高，周围为低回声皮质，内见大小不等、边清壁薄的圆形无间区，为卵泡声像。卵泡声像随月经周期的变化而有较大变化。月经期至卵泡期卵泡呈圆形无回声，壁薄，光滑，张力好，成熟卵泡直径在 20 mm 左右，并向卵巢外突出；排卵后卵泡消失，转变

为黄体,后者因囊内出血可表现为不均质低回声,其声像和大小变化较大(见图7.6(a))。

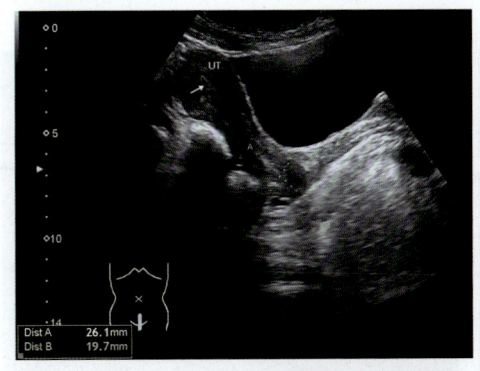
(a) 月经期子宫内膜声像图

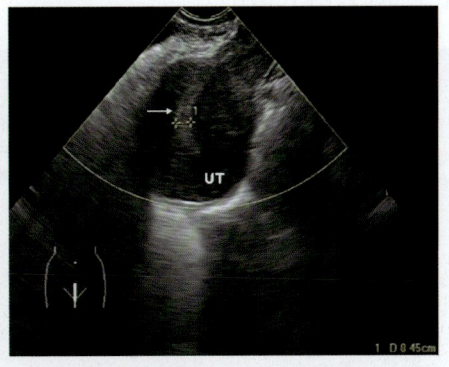
(b) 增殖期子宫内膜声像图

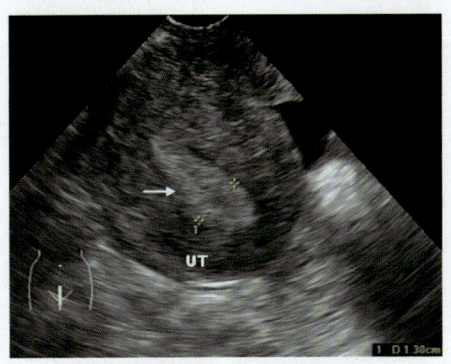
(c) 分泌期子宫内膜声像图

图 7.3　正常子宫内膜声像图

UT:子宫;箭头所指为子宫内膜

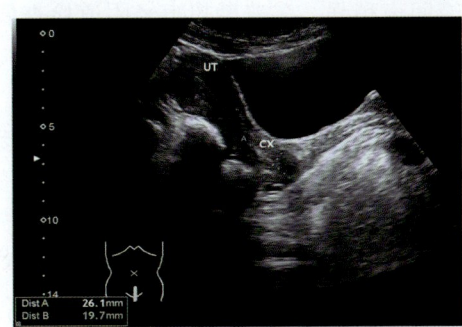
图 7.4　正常宫颈声像图
UT:子宫;CX:宫颈

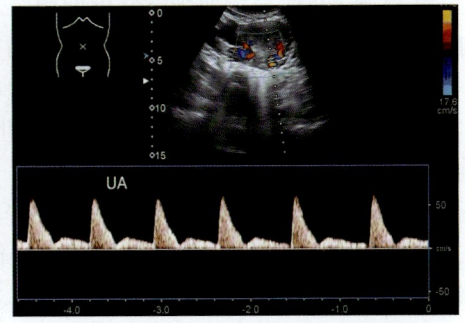
图 7.5　子宫动脉频谱多普勒图像

多普勒超声:月经期,卵巢内血流信号较少,难以记录到血流频谱;卵泡期,卵巢内血流信号逐渐增多,流速增快,阻力减低。在优势卵泡周围可显示半环状至环状的血流信号(见图 7.6(b));黄体期,黄体形成过程中黄体囊肿周围血管增生,囊壁上血管扩张明显,表现为环绕黄体的丰富血流信号,血流频谱呈高速低阻型(见图 7.6(c),图 7.6(d))。

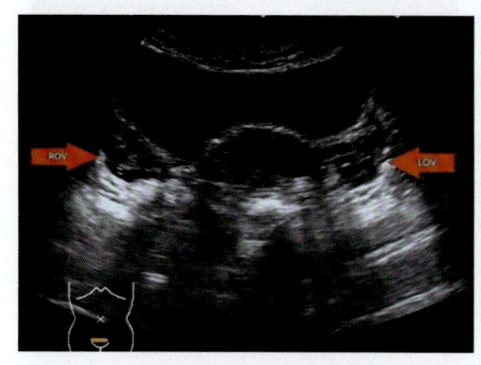

(a) 正常卵巢二维声像图

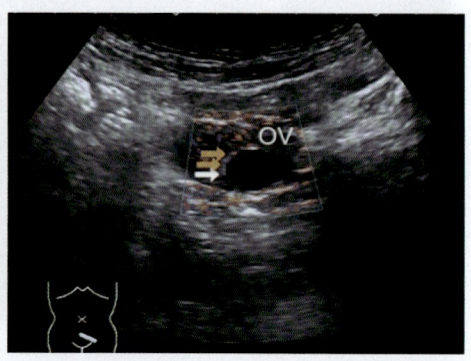

(b) 卵泡期卵巢彩色多普勒血流成像

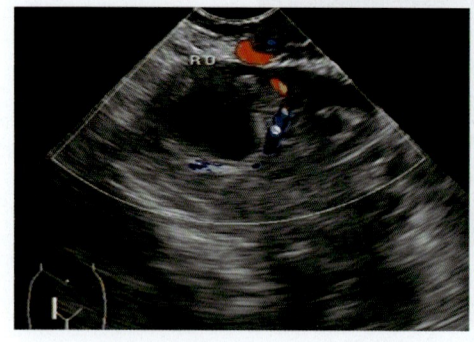

(c) 黄体期卵巢彩色多普勒血流成像

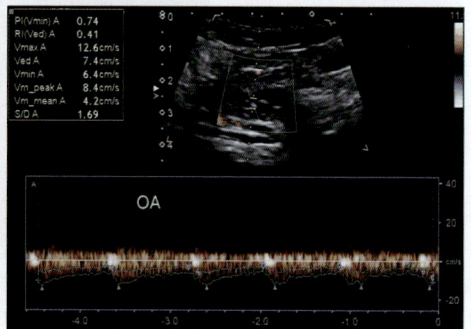

(d) 卵巢动脉频谱多普勒图像

图 7.6　正常卵巢声像图

ROV:右侧卵巢;LOV:左侧卵巢;OA:主动脉;OV:卵巢;RO:右卵巢

(3) 输卵管:呈弯曲细管状低回声,边缘回声稍强。多普勒超声经阴道检查偶尔可显示输卵管管壁上少许血流信号,可记录到低速中等阻力流频谱。

2. 青春期前女性子宫、卵巢超声表现

(1) 子宫:受母体性激素影响,新生儿的子宫、宫颈总长度为 35 mm,1 岁后逐渐减小至 25 mm,宫颈与宫体比例为 2∶1,此形态持续至青春前期。10 岁子宫长径约为 35 mm,13 岁增大至 62 mm 左右,宫体增长的幅度比宫颈大。

子宫矢状切面显示肌层呈均质较低回声,内膜呈线状,有时难以辨认。CDFI 检查肌层内血管难以显示。

(2) 卵巢:卵巢通常为对称的细长形。幼女卵巢小,不易显示,以后逐渐增大,至青春期逐渐增大接近成人大小。部分 2～12 岁的女童可以显示不同发育期的卵泡,最大直径可达 7 mm。

3. 绝经期女性子宫、卵巢超声表现

(1) 子宫：绝经后子宫肌层因缺乏卵巢激素的刺激而逐渐萎缩，肌层大部分变为纤维组织，可见散在斑点状高回声，此为闭塞的血管；内膜腺体也萎缩、变薄呈线状，无周期性变化；宫颈缩小速度较慢，因此宫颈与宫体长度的比例逐渐恢复到幼女时期一样。肌层内 CDFI 较难显示血流信号，子宫浆膜下静脉相对扩张，呈细小裂隙。

(2) 卵巢：绝经后卵巢停止排卵，卵泡数量明显减少，卵巢门和髓质血管硬化以至完全闭塞。绝经 1 年后经腹壁扫查基本无法显示卵巢结构，经阴道扫查有时可找到萎缩的卵巢，呈较低回声的实性结构，内无卵泡结构。CDFI 几乎不能探测到血流信号。

（七）超声报告示范

超声所见：子宫前位，大小为 70 mm×35 mm×50 mm（长径×前后径×横径），形态正常，轮廓清晰，肌层回声细小均匀；内膜居中、连续，厚 13 mm，呈分泌期改变。

双侧卵巢呈杏仁型，大小正常：左侧卵巢大小为 40 mm×28 mm×12 mm，右侧卵巢大小为 39 mm×30 mm×11 mm；两侧卵巢内见数个卵泡回声，最大一枚在右侧，大小约为 13 mm×12 mm×13 mm。

宫旁附件区未见肿块回声，盆腔未见积液。

CDFI：子宫及双侧卵巢显示点状稀疏血流信号。

超声提示：子宫、双侧附件未见明显异常。

三、实验注意事项

(1) 探测子宫时，须使膀胱充盈并超过子宫底部，否则子宫不易完整显示，特别是观察后位子宫时尤为重要。但膀胱也不宜过度充盈，以免子宫移位或扭转。

(2) 盆腔超声检查时，扫查的范围一定要大，以免遗漏位置较高的卵巢和病变，尤其是膀胱过度充盈时常常将病变向外上推移，容易漏诊。

(3) 经阴道超声检查，探头应定期消毒，检查时采用一次性避孕套或薄膜手套，避免传播生殖系统疾病。

(4) 经阴道探头置入阴道内后，操作者即应注意观察探头放入的过程，依次观察阴道前壁、前弯隆、侧弯隆的图像，判断有无病变。探头放入阴道后，可以参照膀胱定位，通过子宫与膀胱的位置关系判断子宫的生理位置。

四、思考题

(1) 妇科超声经腹部检查为何要求患者在检查前饮水使膀胱适度充盈？

（2）如果需要了解 65 岁女性有无子宫卵巢肿瘤，有哪几种检查方法？

五、知识拓展

在卵巢肿瘤的临床评估中，肿瘤的硬度增加同其恶性风险升高是有着密切联系的，而一直被沿用至今的妇科双合诊检查在判断肿瘤的硬度上存在较大的主观性。超声弹性成像作为反映组织硬度信息的一种新的技术手段，由于其准确性高已在临床上用于卵巢良恶性肿瘤的诊断，可作为对于传统双合诊以及传统超声成像的补充。

（黄猛　王玲　孙医学）

第八章 产科超声检查技术

一、实验目的

（1）了解产科超声检查的仪器条件。

（2）熟悉产科超声的检查准备、检查体位。

（3）掌握产科超声的检查方法、测量方法、正常超声表现及超声报告的书写规范。

二、实验内容

（一）检查准备

产科超声检查一般分经腹部超声检查和经阴道、会阴超声检查。

（1）经腹部超声检查：早孕期（孕 11 周以前）及宫颈检查时需让受检者在检查前 1 h 饮水 500～1 000 mL 适当充盈膀胱；孕 11 周以后检查胎儿时，无需做特殊准备。

（2）经阴道、会阴超声检查：须完全排空膀胱后进行。

（二）检查体位

产科超声扫查经腹部超声常采用仰卧位，经阴道、会阴超声检查一般采取截石位。

（三）超声仪器

产科的超声扫查探头首选凸阵探头，经腹部超声常用探头频率为 3.0～6.0 MHz；经阴道超声探头频率为 7.0～10.0 MHz；经会阴超声探头频率与经腹部超声一致。

（四）检查方法

产科超声检查方法因患者处于不同孕期，其检查方法不同。

1. 早孕期

患者取仰卧或截石位,探头置于下腹部或阴道内,不断调整探头声束方向观察子宫形态、肌层回声及宫腔内妊娠囊、卵黄囊、胚胎/胎儿数目等,并判断胎心搏动是否正常;最后,分别稍向左侧、右侧调整探头以观察左、右侧附件。

颈部透明层(NT)(孕 11~13^{+6} 周):先整体扫查胎儿,然后扫查到脊柱,确定胎儿体位后,获取胎儿正中矢状面,尽量放大图像,显示胎儿头部及上胸,在胎儿无过屈及过伸的状态下检查 NT。

2. 中晚孕期(孕 14 周及以后)

患者取仰卧位并充分暴露腹部,首先大致扫查确定胎儿体位后,再按一定顺序对胎儿解剖结构进行全面检查,最后检查羊水、胎盘及脐带等胎儿的附属结构。

(1) 胎儿头颅:主要采用横切面检查,使声束尽可能从胎儿颅骨的颞侧进入,横切扫过胎儿颅脑,使声束垂直于脑中线,先扫查丘脑平面,清楚显示透明隔腔,两侧丘脑及第三脑室,然后声束平行向胎儿头顶方向稍移动或探头由颅顶部向下方平行移动获得侧脑室水平横切面,在此切面上仔细检查胎儿的颅内结构,在丘脑水平横切面,探头声束略向尾侧转动,即可获得小脑横切面。

(2) 胎儿面部:胎儿面部可通过矢状切面、冠状切面及横切面来检查。

(3) 胎儿四肢骨骼:四肢超声检查应遵照一定连续顺序且在胎儿自然状态下进行扫查,分别扫查双侧上下肢,顺序为上臂、前臂、手部、大腿、小腿、足部。在胸腔横切面下,显示胎儿肱骨短轴切面,探头旋转 90° 后显示肱骨长轴切面并测量。沿上肢自然伸展方向即为前臂,确认前臂的尺桡骨,继续沿前臂自然伸展方向即为手部,确认显示手腕、手掌及手指的回声,同时整体观察上肢骨的位置关系。在盆腔横切面下,显示髂骨并在其一侧显示股骨长轴切面并测量长度,即为股骨长,与上肢测量相似,沿自然伸展方向显示胫腓骨及其长轴切面,再沿向足部方向,显示足部形态、足趾数目,同样观察下肢骨的位置关系。

(4) 胎儿胸部:胸部的扫查主要检查胸廓的连续性、肺脏和心脏。在横切面上从上至下连续扫查,必要时多方位、多切面观察胸壁连续性、肺脏大小、位置、回声等。心脏的筛查是先横切获取四腔心切面后,判断心脏位置,观察心房、心室、房室间隔、左右房室瓣以及肺静脉与左房的连接关系,然后探头连续向头侧倾斜,依次可显示左心室与主动脉的连接关系及右心室与肺动脉的连接关系,然后实时动态扫查,可清楚观察到主、肺动脉起始部的相互关系等,从而对心脏做出全面评价。

(5) 胎儿腹部:胎儿腹部检查主要采取横切面扫查,在横切面上从上至下连续扫查,观察腹壁连续性及腹腔内各系统的位置、结构。

(五) 测量方法

1. 早孕期

(1) 孕囊:测量孕囊长径、宽径及前后径,测量三条径线时,光标应从孕囊一侧

的内缘测量到另一侧内缘。

（2）头臀长：取正中矢状面，测量胎儿头顶部最外缘至胎儿臀部尾端最外缘的距离。

（3）颈部透明层（NT）的测量（孕 11～13^{+6} 周）：取正中矢状面，测量胎儿颈部皮肤层内缘到软组织内缘的距离。

2. 中晚孕期

（1）双顶径（BPD）：取标准丘脑横切面（可见透明隔腔，两侧对称的丘脑，两丘脑之间的第三脑室和侧脑室后角），测量近侧颅骨外缘至远侧颅骨内缘之间的距离；或测量远近两侧颅骨骨板强回声中点之间的距离；或测量近侧颅骨外缘至远侧颅骨外缘的距离。最常采用第一种测量方法。

（2）头围（HC）：取标准丘脑横切面（可见透明隔腔，两侧对称的丘脑，两丘脑之间的第三脑室和侧脑室后角），测量最长轴颅骨外缘和最短轴颅骨之间的距离，即枕额径（OFD）和双顶径（BPD），用椭圆公式法求得，即 HC＝（BPD＋OFD）×1.6；或用电子测量仪围绕颅骨外缘直接描记。

（3）腹围：取腹部最大横切面（脊柱为横切面，胎胃及胎儿肝内门静脉 1/3 段同时显示），分别测量该切面两条相互垂直的前后径及横径，用椭圆公式法求得，即腹围＝（前后径＋横径）×1.57；或用电子测量仪围绕腹部皮肤外缘直接描记。

（4）股骨长：取声束与股骨长径垂直，完全显示股骨长轴且两端呈平行的切面。测量股骨两端的端点间距离。

（5）肱骨长：声束与肱骨长径垂直，完全显示肱骨及其两端。测量肱骨两端的端点间距离。

（6）羊水量：探头尽量垂直水平面，测量羊水最深切面，测量时探头不能加压，并避开胎儿脐带和肢体。羊水指数：以脐孔为中心做两条相互垂直的纵、横线，将母体腹部分为四个象限，四个象限羊水最大深度之和即为羊水指数。羊水最大深度，即测量羊水最深区。羊水指数正常值为 100～200 mm；最大深度正常值为 30～80 mm。

（六）正常超声表现

1. 早孕期超声表现

（1）妊娠囊：早孕期经腹部超声需 6 周时，经阴道超声需 4^{+2} 周时能见 1～2 mm 妊娠囊，随妊娠囊增长至平均内径 10 mm 以上时，可形成特征性的"双环征"。正常妊娠囊的回声为周边完整、厚度均匀的强回声，厚度至少不低于 2 mm，位置不定（见图 8.1(a)，图 8.1(c)）。

（2）卵黄囊：呈球形，囊壁薄呈细线状，中央为无回声，大小为 3～8 mm，孕 12 周后消失。当妊娠囊大于 20 mm 而未见卵黄囊或胚胎时，一般属难免流产（见图 8.1(b)）。

（3）胚芽及心管搏动：胚芽一般长度为4～5 mm时可检出心管搏动，若经阴道超声检查胚芽长度超出5 mm或经腹部超声检查胚芽长度超过7 mm仍未见心管搏动时，一般提示胚胎停止发育（见图8.1(c)，图8.1(d)）。

（4）羊膜囊：早期常不能表现，当头臀长超过7 mm时，可表现为弧形，胚胎置于其内。当超声声束与羊膜囊垂直时，更易显示羊膜回声（见图8.1(b)）。

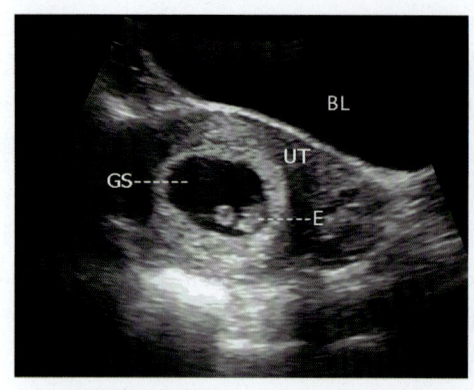
(a) 经腹部超声显示妊娠囊

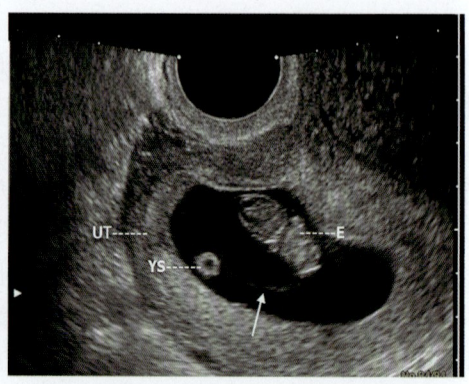
(b) 经阴道超声显示卵黄囊与羊膜囊

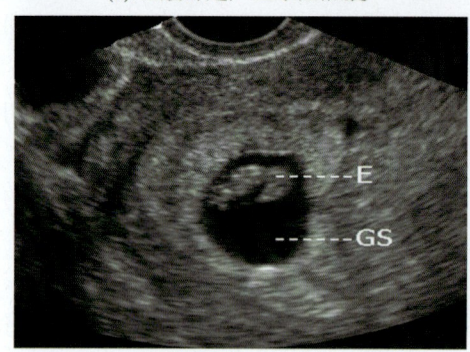
(c) 经阴道超声显示妊娠囊及胚芽

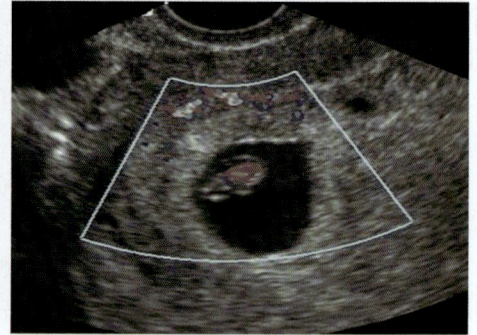
(d) 经阴道超声显示胚芽及心管搏动

图 8.1　早孕期超声图像

UT:子宫;YS:卵黄囊;E:胚芽;GS:妊娠囊;BL:膀胱;箭头所示为羊膜囊

2. 中晚孕期超声表现

（1）胎儿头颅：在丘脑水平横切面上，颅骨光环呈椭圆形，左右对称，且能显示脑中线、透明隔腔、第三脑室、大脑及其外侧裂等（见图8.2(a)）。

在侧脑室水平横切面上，颅骨光环呈椭圆形，脑中线可显示，侧脑室后角呈无回声区，内有强回声的脉络丛，额角内侧壁和大脑镰相平行，枕角向两侧分开离脑中线较远，图像中央可显示部分丘脑（见图8.2(b)）。

在小脑横切面上可显示左右对称呈球形的小脑半球以及其前方的透明隔腔，两侧小脑半球之间有强回声的蚓部相连，蚓部前方有第四脑室，后方为颅后窝池，小脑半球最初为低回声，随妊娠进展其内部回声逐渐增强，晚孕期显示出一条条强回声线为小脑裂（见图8.2(c)）。

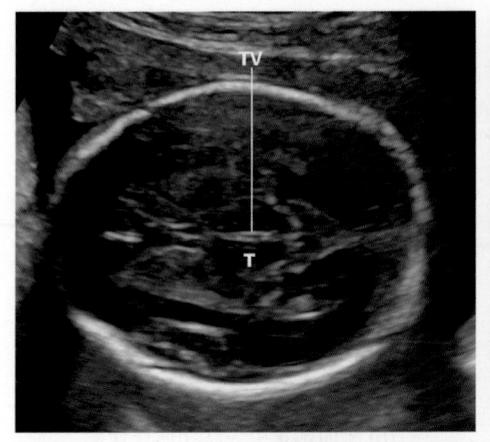
(a) 丘脑水平横切面

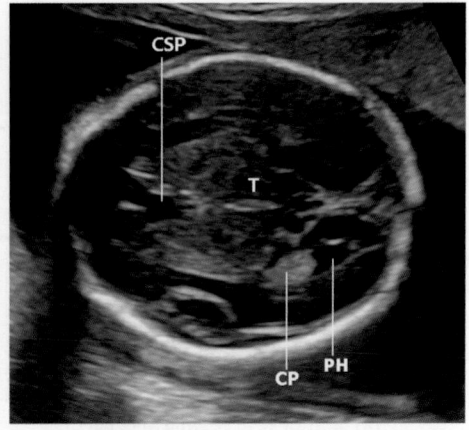
(b) 侧脑室水平横切面

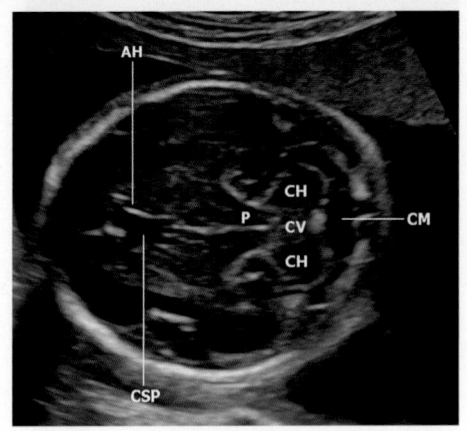
(c) 小脑横切面

图 8.2 中晚孕期胎儿头颅超声图像

TV:第三脑室;T:丘脑;PH:侧脑室后角;CP:脉络丛;CSP:透明隔腔;AH:侧脑室前角;P:大脑脚;CV:小脑蚓部;CH:小脑半球;CM:颅后窝池

(2) 胎儿颜面部:在鼻唇冠状切面下,显示鼻外形、双侧鼻孔、鼻翼、上下唇等(见图 8.3(a));在颜面部正中矢状面下可显示前额、鼻骨及其表面皮肤和软组织,上下唇及下颏(见图 8.3(b));在眼球横切面下可显示双侧晶体及眼球图像,且双侧晶体及眼球大小基本相等(见图 8.3(c))。

(3) 胎儿四肢:四肢超声检查应按照一定顺序且在胎儿自然状态下检查及测量,顺序为上臂、前臂、手部、大腿、小腿、足部。

在胸腔横切面下,显示胎儿肩胛骨,追踪上臂,显示肱骨,调整扫查方向,尽量使声束方向垂直于肱骨并测量;沿上肢自然伸展方向追踪前臂,确认前臂的尺桡骨,继续沿前臂自然伸展方向追踪手部,确认显示手腕、手掌及手指的回声,同时整体观察上肢骨的位置关系。

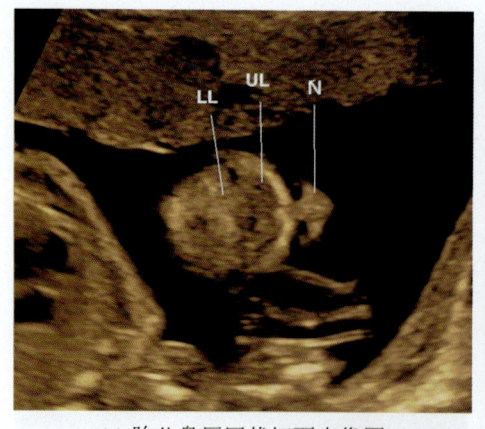

(a) 胎儿鼻唇冠状切面声像图

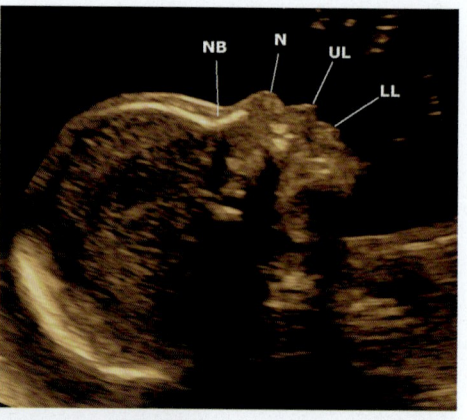

(b) 颜面部正中矢状切面声像图

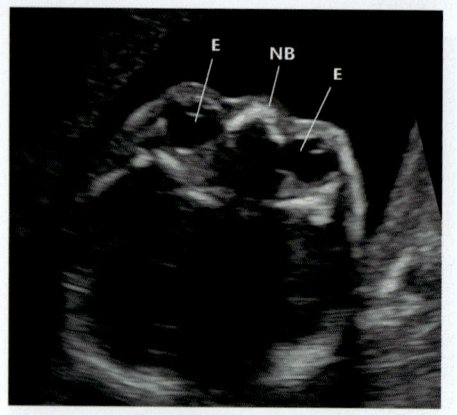

(c) 胎儿眼球横切面声像图

图 8.3　中晚孕期胎儿颜面部超声图像

N:鼻子;UL:上唇;LL:下唇;NB:鼻骨;E:眼球

在盆腔横切面下,显示髂骨并在其一侧显示股骨长轴切面并测量长度,即为股骨长(见图 8.4(a)),与上肢测量相似,沿自然伸展方向显示胫腓骨及其长轴切面(见图 8.4(b)),再沿向足部方向,显示足部形态、足趾数目,同样观察下肢骨、尤其观察足的空间位置关系。肢体检查骨骼的同时,注意观察软组织结构及回声。

(4) 胎儿胸部:胸部主要以横切面辅以纵切面扫查为主,膈肌稍上方主要观察肺部及心脏。

肺脏位于心脏两侧,呈中等回声的实性结构,回声均匀,随孕期延长可表现为回声渐增强,两肺大小及回声基本相等。

心脏切面扫查主要采用四腔心切面加声束平面头侧偏斜法。

① 四腔心切面:声束从心尖部进入,即可获得心尖四腔心切面图像;声束从胸骨旁进入,即获得胸骨旁四腔心切面图像。

主要观察的解剖结构及内容:判断心脏位置,观察心房、心室、房室间隔、左右

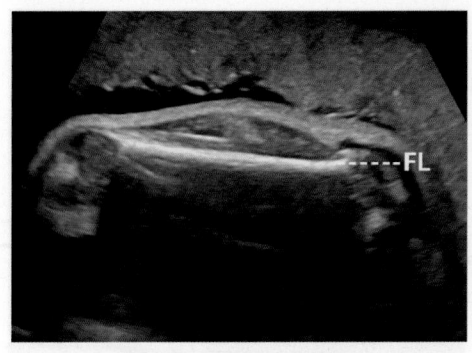
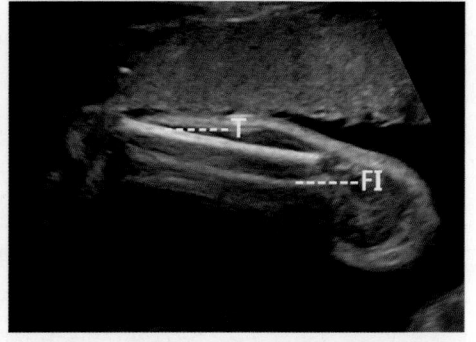

(a) 胎儿股骨长轴切面声像图　　　　　(b) 胎儿胫、腓骨长轴切面声像图

图 8.4　中晚孕期胎儿下肢超声图像

FL:股骨；T:胫骨；FI:腓骨

房室瓣以及肺静脉与左房的连接关系,显示其四个腔室,左心房近脊柱侧,且其间有一搏动性无回声结构,为降主动脉横切面,左心房大小与右心房接近,两者之间为房间隔,房间隔中部可显示为一连续性中断,即卵圆孔,卵圆瓣飘向左心房。右心室腔略呈倒三角形,位于胸骨后方,心内膜面较粗糙,大小与左心室相似,左心室腔为椭圆形,心内膜面较光滑。左右心室之间为室间隔,超声下显示有收缩及舒张运动。左心房与左心室之间为二尖瓣,右心室与右心房之间为三尖瓣,实时超声表现为两组瓣膜同时关闭与开放且幅度相似(见图 8.5(a))。

　　② 左心室流出道切面:在显示心尖四腔心切面后,探头声束平面朝胎儿头侧略倾斜,即可显示左心室与主动脉的连接关系,可观察升主动脉前壁与室间隔相连续,后壁与二尖瓣前叶延续(见图 8.5(b))。

　　③ 右心室流出道切面:在显示心尖五腔切面后,探头朝胎儿头侧略倾斜,即可显示右心室与肺动脉的连接关系,在探头倾斜的过程中可动态观察主动脉和肺动脉起始部的交叉以及左、右心室与主、肺动脉的相互关系从而对心脏做出全面评价(见图 8.5(c))。

　　④ 三血管-气管平面:右心室流出道切面基础上,声束再向胎儿头侧略倾斜即可获得,在该切面上从右向左依次显示上腔静脉及气管横断面、主动脉弓、主肺动脉和动脉导管,主肺动脉和动脉导管延续并汇入降主动脉,与主动脉弓形成特征性的"V"形图像(见图 8.5(d)),启动彩色多普勒正常主肺动脉与动脉导管、主动脉弓的血流方向一致,均为蓝色或红色。

　　⑤ 主动脉弓切面:探头声束自脊柱左侧探查时,显示降主动脉后,将探头向头侧移动,以显示主动脉弓及升主动脉,若声束自胎儿胸前探查,显示升主动脉后,将探头向头侧移动,以显示主动脉弓,在该切面下,主动脉弓形似"拐杖"状,从右向左分别发出,有头臂干、左颈总动脉、左锁骨下动脉三个分支。

　　⑥ 动脉导管弓切面:在主动脉弓切面上将探头向胎儿左后方旋转即可发现。

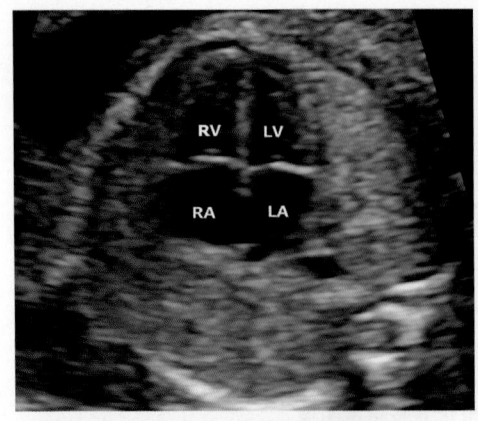

(a) 心尖四腔心切面（声像图）

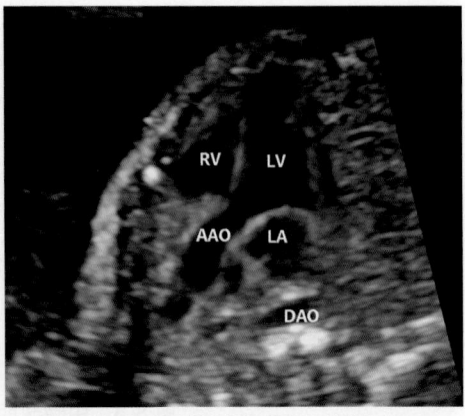

(b) 左心室流出道切面（声像图）

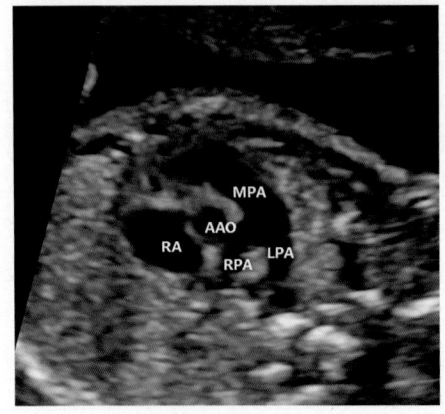

(c) 右心室流出道切面（声像图）

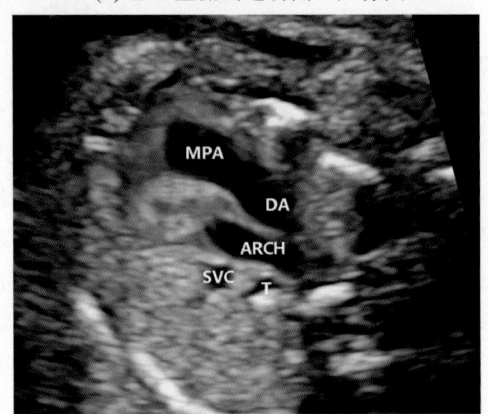

(d) 三血管-气管切面（声像图）

图 8.5　中晚孕期胎儿胸部超声图像

RA:右心房;LA:左心房;RV:右心室;LV:左心室;AAO:升主动脉;DAO:降主动脉;MPA:主肺动脉;
LPA:左肺动脉;RPA:右肺动脉;DA:动脉导管;SVC:上腔静脉;ARCH:主动脉弓;T:气管

正常动脉导管弓位于主动脉弓下方,起源于肺动脉,呈较宽的大角度弯曲,几乎垂直于降主动脉,形似"曲棍球杆"状,左肺动脉位于其下方。

⑦ 上下腔静脉长轴切面:在主动脉弓切面基础上,探头向右侧平移即可获得。正常上、下腔静脉和右心房相连,还可显示欧式瓣、卵圆孔、右肺动脉等。

(5)胎儿腹部:腹围测量标准切面为胎儿腹部最大横切面,腹围呈圆形或椭圆形,脊柱为横切面,胎胃及胎儿肝内门静脉 1/3 段同时显示。检查胎儿腹部常用切面为膈肌冠状切面、上腹部横切面(见图 8.6)及脐带腹壁入口处横切面。在标准切面下,显示胎儿腹部各器官。

肝脏,位于上腹部偏右侧,实质回声细小均匀,可见肝门静脉、脐静脉和肝静脉。胆囊、脐静脉处同一水平,常在 24 周后显示,呈梨形,透声好,囊壁回声较脐静脉管壁回声强、厚。脾脏,位于胃后方的半月形低回声结构。胃,位于左上腹,无回声,因受吞入羊水量的影响,外形多为椭圆形或牛角形,有蠕动。肠管,中期妊娠时,管壁回声稍强,内含蜂窝状无回声结构。

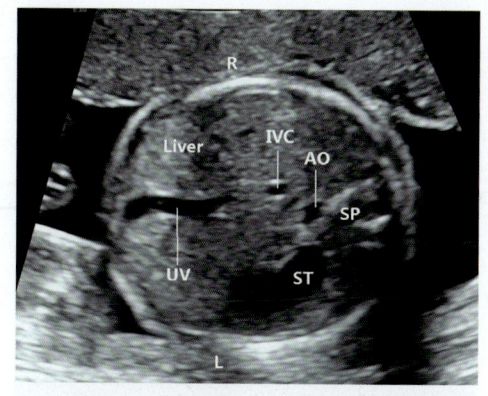

图8.6　中晚孕期胎儿腹部超声图像

ST:胃泡;Liver:肝脏;UV:脐静脉;SP:脊柱;IVC:下腔静脉;AO:腹主动脉;R:右侧;L:左侧

(6)胎儿泌尿生殖系统:双肾,正常双肾紧靠脊柱两旁,在旁矢状面下呈长圆形、横切面上呈圆形,肾皮质为等回声,其内为低回声的锥形髓质,中央为强回声的集合系统(见图8.7(a))。肾上腺,肾脏横切面下,位于肾脏内侧的前上方有一米粒状低回声区,其内部中央有一线状强回声,即为肾上腺。膀胱,呈圆形或椭圆形无回声区(见图8.7(b))。外生殖器,孕18周后可显示男性外生殖器,包括阴囊、睾丸和阴茎,孕22周后可显示女性外生殖器,包括大小阴唇和阴蒂。

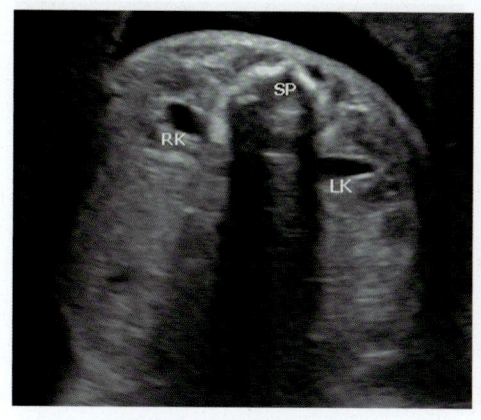
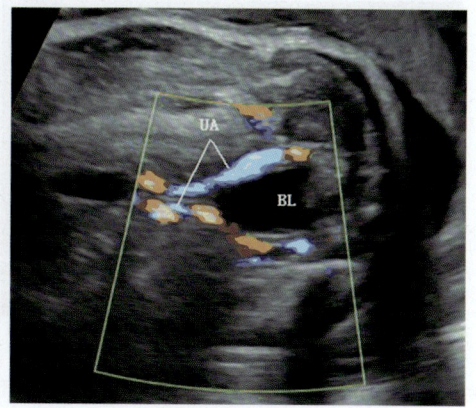

(a)胎儿肾脏横切面声像图　　(b)膀胱水平横切面声像图

图8.7　中晚孕期胎儿泌尿生殖系统超声图像

RK:右肾;LK:左肾;BL:膀胱;UA:脐动脉;SP:脊椎

(7)胎儿脊柱:以矢状切面、横断面和冠状面观察相应解剖结构。矢状切面上孕20周前脊柱呈两条排列整齐的串珠状平行强回声带(见图8.8);横切面上脊柱呈三个分离的圆形或短棒状强回声；近腹侧冠状切面上显示为排列整齐的三条平行强回声带，中间条为椎体回声，近背侧冠状切面上显示为两侧椎弓骨化中心组成的两条平行强回声带。

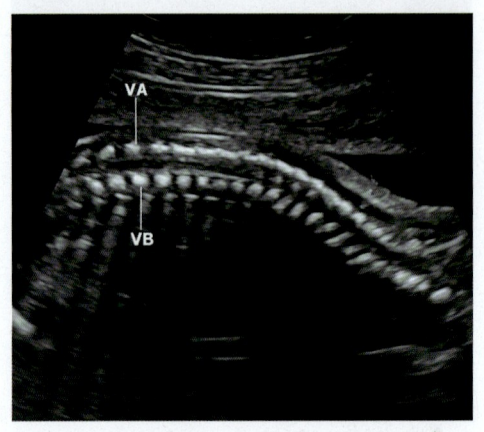

图 8.8　中晚孕期胎儿脊柱矢状切面超声图像

VA：椎弓；VB：椎体

（8）胎盘、羊水及脐带（见图 8.9）：胎盘，可位于宫壁的任何部位，正常胎盘呈均质性回声，最早可于孕 8 周观察到；孕足月后呈扁圆形盘状，中间厚，边缘薄。胎盘的超声图像分为胎盘绒毛膜板、胎盘基膜及胎盘实质 3 部分，同样根据不同阶段的声像特点将胎盘成熟度分为 0、Ⅰ、Ⅱ、Ⅲ 级，以判断胎盘功能及胎儿成熟度。

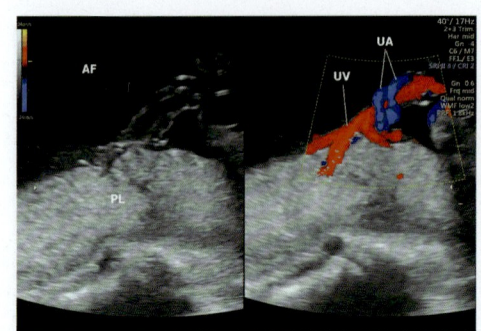

（a）脐动脉、脐静脉彩色多普勒血流成像

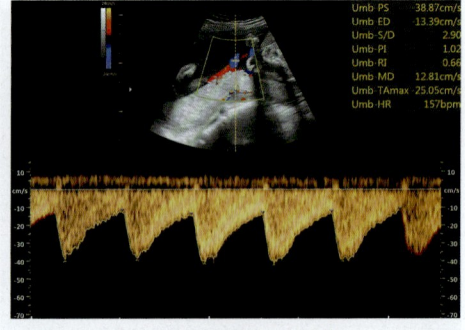

（b）脐动脉频谱多普勒

图 8.9　中晚孕期胎儿脐带、羊水及胎盘超声图像

UV：脐静脉；UA：脐动脉；PL：胎盘；AF：羊水

羊水，为宫腔内液性暗区，超声上一般以羊水指数或羊水最大深度进行评估，前者以母体脐部为中心测量四个象限羊水池最大深度并求其总和；后者则寻找宫腔内羊水最大暗区，测量其垂直深度。羊水量正常则代表胎儿尿道通畅，至少一侧肾功能正常，羊水过少则表明可能存在胎儿泌尿系统畸形的情况。

脐带，纵切面下呈螺旋状排列，横切面下呈一大两小的三环结构，大圆环为脐

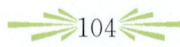

静脉,小圆环为脐动脉,附着在胎盘中央或偏中央部位的为蒂部,与胎儿腹部正中相连的部位为根部;在彩色多普勒下,依血流和探头方向不同可分为"红、蓝、蓝"或"蓝、红、红"的三管螺旋表现。

(七) 超声报告示范

1. 早孕期

超声所见:子宫前位,体积增大,大小约 78 mm×63 mm×45 mm,轮廓清楚,形态规则;宫腔内见孕囊回声,大小约 36 mm×30 mm×26 mm,形态规则,孕囊内可见单个胚芽,长约 18 mm,可见心管搏动;可见卵黄囊,长约 4 mm。

双侧附件区未见明显肿块回声或其他异常回声。

超声提示:早孕,宫内单活胎。

2. 早孕期 NT 检查

超声所见:子宫_____位,体积增大,宫腔内见胎儿回声,CRL:_____mm(孕_____w^{+d}),NT:_____mm,胎心率:_____次/分,羊水平段:_____mm,胎盘位于_____壁,成熟度_____级。

超声提示:_____。

3. 中晚孕期常规产前超声检查

超声所见:胎方位:_____,双顶径:_____mm,头围:_____mm(孕_____w^{+d}),腹围:_____mm(孕_____w^{+d}),股骨长:_____mm(孕_____w^{+d})。胎盘位于_____壁,厚_____mm,成熟度_____级。羊水指数:_____mm,胎心率_____次/分,率齐,S/D:_____。大脑中动脉:V_{max}:_____cm/s,PI:_____,RI:_____。宫颈长:_____mm,子宫前壁宫壁厚:_____mm,颈部_____圈脐带回声。

超声提示:_____。

4. 中晚孕系统产前超声检查

超声所见:胎方位:_____,双顶径:_____mm,头围:_____mm(孕_____w^{+d}),腹围:_____mm(孕_____w^{+d}),股骨长:_____mm(孕_____w^{+d}),肱骨长:_____mm(孕_____w^{+d})。胎盘位于_____壁,厚_____mm,成熟度_____级。胎心率_____次/分,率齐。脐动脉_____根,脐血管 S/D:_____。羊水指数/平段/最大深度_____mm。

颅骨光环(完整/不完整),脑中线(居中/偏侧),脑室(可见/未见)扩张,小脑横径_____mm,胎儿上唇线(连续/中断),眼鼻(存在/缺失),脊柱(完整连续/缺失中断),胸腹壁(连续/中断),心轴指向(正常/异常),四腔心十字交叉(存在/缺失),大动脉交叉(存在/缺失),股骨、胫腓、肱骨、尺桡骨(存在/缺失),胃泡、膀胱、双肾(存在/缺失)。

大脑中动脉:V_{max}:_____cm/s,PI:_____,RI:_____。宫颈长:_____mm,

子宫前壁宫壁厚：_____mm，颈部_____圈脐带回声。

超声提示：_____。

三、实验注意事项

(1) 在早孕期超声检查过程中，需注意妊娠囊位置，确定妊娠囊数目、羊膜囊性及绒毛膜性。孕 $11\sim13^{+6}$ 周及中晚孕期检查需注意颅骨光环是否完整，胸壁、腹壁是否完整，四肢长骨是否存在，若出现相应问题，应在超声报告中做出具体说明，并转诊做具体检查。

(2) 超声检查过程中如出现因胎位、母体等因素导致的不能完全显示相应结构的，应在报告中做出具体说明。

(3) 超声测量时需尽可能做到标准切面。

(4) 测量四肢长骨时，必要时需与另一侧长骨相比较。

四、思考题

(1) 中晚孕期，评估羊水量的方法有哪几种？

(2) 中晚孕期，心脏切面扫查主要采用什么方法？

(3) 测量颈部透明层(NT)的最佳时间段是什么时候？

五、知识拓展

超声成像技术因其无创、无电离辐射、操作简单、结果准确，已成为产科最好乃至唯一可用的成像技术。目前，3D/4D 超声成像、介入性超声成像及造影剂成像技术在产科领域开发和应用的结合已逐步深入，并呈现明显的优势与价值。未来，不断演变的超声成像新技术在产科临床诊断及治疗方面也将具有更广阔的应用前景。

（张超学　田瑞霞）

第九章　周围血管超声检查技术

第一节　颅 脑 血 管

一、实验目的

（1）了解颅脑血管超声检查的仪器条件。

（2）熟悉颅脑血管超声的检查准备、检查体位。

（3）掌握颅脑血管超声的检查方法、测量方法、正常超声表现及超声报告的书写规范。

二、实验内容

（一）检查准备

检查前患者无需做特殊准备，应进食及饮水，避免血液载稠度影响血流速度的测值。

（二）检查体位

（1）颈内动脉颅外段及双侧半球动脉的检查通常采用仰卧位。

（2）椎-基底动脉系统检查采用侧卧位或坐位，嘱患者头稍低，颈部放松。

（三）超声仪器

（1）经颅多普勒超声（Transcranial Color Doppler，TCD）检查颅内动脉，频率为 1.6～2.0 MHz。颅外段颈内动脉的检测，可以选择 1.6～2.0 MHz 的多普勒探头，降低多普勒发射功率强度（10%～20% 功率），从深度 10～15 mm 开始检测。常规 TCD 仪器还配备连续多普勒探头，频率为 4.0 MHz 或 8.0 MHz，可用于颈总动脉、颈内动脉颅外段、锁骨下动脉等动脉的检测。

（2）经颅彩色多普勒超声（Transcranial Color Code Sonography，TCCS）采用

1.0～2.5 MHz 的相控阵探头或纯静波探头,有利于声束穿透颅骨。

(四)检查方法及测量方法

1. TCD 检查

(1)通过检查深度、血流信号的连续性、解剖位置评价颅底动脉功能状态。

(2)通过血流方向鉴别不同的动脉及侧支循环的建立。

(3)通过颈总动脉压迫试验对动脉进行检查及对侧支循环途径进行鉴别。

(4)通过屏气或过度换气试验对脑血管舒缩功能进行评价。

(5)通过脉冲波多普勒频谱测定血流速度及血管搏动指数。在频谱显示最清晰、血流速度最高时进行血流参数测量。

2. TCCS 检查

(1)采用二维超声显示双侧半球(额、顶、枕叶)脑实质基本结构。

(2)采用彩色多普勒成像观察颅内动脉的走向及血流充盈状态、血流方向及速度分布。

(3)采用脉冲波频谱多普勒分支、分段检测血流频谱,测量血流速度等血流动力学参数。TCCS 检查时取样容积不易过大,多普勒取样与血流束之间的夹角应小于 45°。

3. 检测声窗

无论是 TCD 或 TCCS 检查,均需通过特定的部位(易于声波穿透颅骨的位置)——声窗。常规检查声窗包括以下几种。

(1)颞窗(经颞骨鳞部):检查大脑中动脉、大脑前动脉、大脑后动脉、前交通动脉、后交通动脉。

(2)眼窗(经闭合的上眼睑):检查眼动脉及虹吸部各段。

(3)枕窗(经枕骨大孔):检查椎动脉、小脑后下动脉、基底动脉。

(4)颌下窗:检查颈内动脉颅外段。

4. 频谱多普勒

正常脑动脉血流频谱类似直角三角形,周边为明亮色彩,中间接近基线水平色彩偏暗,形成"频窗",收缩期快速升高的尖锐波峰(S_1峰),是收缩期最高峰值流速的测量点,随后的收缩期波峰即 S_2(血液进入大动脉后出现的血管搏动波),心脏舒张早期形成一低谷波峰(D 峰)。正常舒张末期流速测值是在 D 峰以后的最低值。正常脑动脉血流频谱波峰测值高低顺序为 $S_1 > S_2 > D(cm/s)$。TCCS 检测与 TCD 检测方式及成像模式不同,它是在彩色血流成像的基础上检测的,但其获取的动脉血流频谱形态与 TCD 相同。

5. 脑动脉血流动力学参数

常规 TCD 或 TCCS 的血流动力学参数测量包括收缩期峰值血流速度(Systolic Peak Velocity,SPV 或 Vs)、舒张期末流速(End of Diastolic Velocity,EDV 或

Vd)、平均血流速度(Mean Velocity,Vm)、血管搏动指数(Pulsatility Index,PI,PI＝(Vs－Vd)/Vm)和血管阻力指数(Resistence Index,RI,RI＝(Vs－Vd)/Vs)。正常脑动脉的 PI 值为 0.65～1.10。

6. 血流方向的判断

不同的动脉解剖走行不同,相对于探头检测时的血流方向不同。朝向探头的血流为正向,频谱位于基线上方;背离探头的血流为负向,频谱位于基线下方。当多普勒取样容积位于血管的分支处或血管弯曲走向时,可以检测到双向血流频谱。

(五) 正常超声表现

1. 大脑中动脉(MCA)

颞窗检测时,探头稍向前上方倾斜,取样深度 30～50 mm,主干 40～65 mm,通常在 50～60 mm 处容易检测到 MCA 主干血流信号(见图 9.1)。30～40 mm 深度范围所检测的是 MCA 的分支(MCA$_2$)。MCA 主干的血流呈正向频谱(若 MCA 为双干解剖结构时,上干血流方向为正向,下干血流方向为负向)。

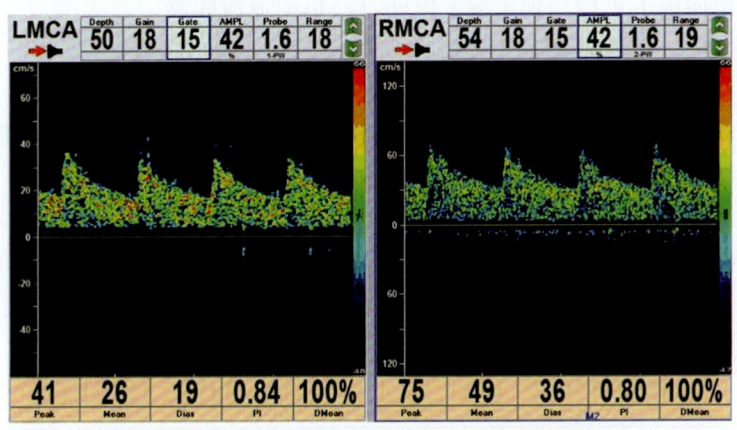

图 9.1　左、右侧大脑中动脉 TCD 频谱多普勒图像

LMCA:左侧大脑中动脉;RMCA:右侧大脑中动脉

2. 颈内动脉末段(ICA$_1$)

在 MCA 血流信号的基础上,增加取样深度达 60～70 mm,可出现双向血流频谱,即检测到 ICA$_1$,它是 MCA/ACA 分支的标志。正向为 MCA 血流频谱,负向是 ACA 血流频谱。在典型的双向血流信号基础上,适当调整检测深度,探头声束稍向下方,ACA 血流频谱基本消失,出现单纯正向血流频谱即为 ICA$_1$,压迫同侧 CCA 时,血流信号消失,并出现短暂的低速单峰型逆转血流信号特征。

3. 大脑前动脉(ACA)

颞窗只能检测到 ACA 的交通前段即 A$_1$ 段,探头位置与 MCA 相同。在获得 MCA 的基础上,检测深度继续增加至 65～75 mm 时,获得双向血流频谱后,适当调整检测深度,探头声束稍向前上方,使负向的血流信号显示得更加清晰,即可获得满意的 ACA_1 血流频谱。当检测深度进一步增加时,可获得对侧 ACA_1 的血流信号(正向,朝向探头)。对于 ACA_1 的检测判断同样可以通过 CCA 的压迫试验完成。

4. 大脑后动脉(PCA)

从颞窗检测,在 MCA/ACA 分叉处血流信号的基础上,深度为 $55\sim70$ mm,声束朝向枕骨方向,可探及 PCA 血流信号。PCA 可分为交通前段(P_1 段)和交通后段(P_2 段)。P_1 段位置较深,P_2 段位置较浅。

5. 眼动脉(OA)

经眼窗检测。超声束指向眼眶内侧壁,检测深度为 $40\sim50$ mm。正常 OA 为高阻力型正向血流频谱,检出率接近 100%。

6. 颈内动脉虹吸段(CS)

ICA-CS 检测首先是在获得 OA 血流信号的基础上,随检测深度增加至 $55\sim75$ mm,获得正向的血流信号为海绵窦段(C_4 段),双向血流频谱为膝部(C_3 段),超声束方向稍向内上可检测到床突上段(C_2 段)负向血流频谱。

7. 椎动脉(VA)、小脑后下动脉(PICA)及基底动脉(BA)

从枕窗检查,超声束向上经枕骨大孔入颅,检测深度为 $55\sim90$ mm,生理状态下双侧 VA 的血流方向是由颅外向颅内,为负向血流频谱。当检测深度在 $55\sim65$ mm(有些患者在 70 mm 深度)时,可检测到方向与 VA 相反、流速与 VA 基本对称的血流信号,即小脑后下动脉(PICA、正向血流频谱)。检测到 VA 血流频谱后,沿 VA 血流信号逐渐增加深度,在 $80\sim110$mm 深度范围可检测到负向的 BA 血流频谱;深度为 $100\sim120$ mm,可查及 BA 远端分叉处血流。

(六)超声示范报告

	大脑中动脉		大脑前动脉		大脑后动脉	
	左	右	左	右	左	右
VP(cm/s)	64	77	52	41	56	56
VD(cm/s)	28	34	24	15	24	22
VM(cm/s)	40	31	34	24	35	34
PI	0.91	0.99	0.83	1.1	0.91	1
RI	0.56	0.56	0.54	0.63	0.57	0.61

	左椎动脉	基底动脉	右椎动脉	颅外段椎动脉	
				左	右
				内径 4.2 mm	内径 3.9 mm
VP(cm/s)	43	57	35	57	63
VD(cm/s)	18	24	15	20	20
VM(cm/s)	26	35	22	20	20
PI	0.96	0.93	0.94	1.25	1.37
RI	0.58	0.58	0.57	0.64	0.68

　　超声所见:颅内血管血流速度、血流频谱、PI、RI 均正常。双侧椎动脉及基底动脉血流速度、血流频谱、PI、RI 均正常。颅外段椎动脉内径正常,血流速度、血流频谱、PI、RI 均正常。

　　超声提示:颅内血管未见明显异常。

三、实验注意事项

　　(1) 注意患者头部位置,根据患者的头围大小不断调整检测深度、声束方向。
　　(2) 注意动脉血流频谱方向的改变。
　　(3) 比较双侧半球或同名动脉血流速度和血管搏动指数(PI)的对称性。

四、思考题

　　(1) 为什么 TCCS 检查时取样容积不易过大? 多普勒取样与血流束之间的夹角应小于 $45°$?
　　(2) 为什么当多普勒取样容积位于血管的分支处或血管弯曲走向时,可以检测到双向血流频谱?

五、知识拓展

　　随着经颅多普勒超声与临床深入的结合,目前经颅多普勒超声在脑血管介入术前筛选、术中监测、术后随访中广泛应用。此外,经颅多普勒超声在脑血管微栓子的监测以及超声溶栓中也发挥了重要作用。

第二节 颈部血管

一、实验目的

（1）了解颈部血管超声检查的仪器条件。

（2）熟悉颈部血管超声的检查准备、检查体位。

（3）掌握颈部血管超声的检查方法、测量方法、正常超声表现及超声报告的书写规范。

二、实验内容

（一）检查准备

颈动脉超声检查前一般无需做特殊准备，被检者应穿着低领服装，以能露出颈部为宜，特别是冬季接受颈动脉多普勒超声的检查者。

超声检查前应简略询问被检查病史，并向被检者简单介绍超声检查步骤，以获得检查过程中被检者的配合。

（1）病史主要的临床症状与体征：与颈动脉病变相关的危险因素与发病时间，如高血压、糖尿病、冠心病、高脂血症、吸烟与戒烟时间、TIA 与卒中发病史及接受心脑血管病药物、介入、手术等治疗史。

（2）体检双上肢血压及心率的测量、颈部血管杂音的听诊、局部有无手术治疗后瘢痕等。

（二）检查体位

常用的体位是平卧位，头枕高低以患者头部舒适为主（尤其老年患者），检测一侧颈部动脉时患者头略向对侧，避免过度伸展造成肌肉紧张影响检测结果。

（三）超声仪器

颈动脉超声检查所用的超声仪应配备高频线阵探头，频率范围为 5～12 MHz。对于肥胖、颈部较短、椎动脉或锁骨下动脉检查困难者，可采用凸阵探头，频率范围为 2.0～5.0 MHz。

（四）检查方法

（1）采用二维超声显示颈动脉走行、动脉管腔透声情况、血管壁结构、内膜厚度及血管内径的测量（见图 9.2）。

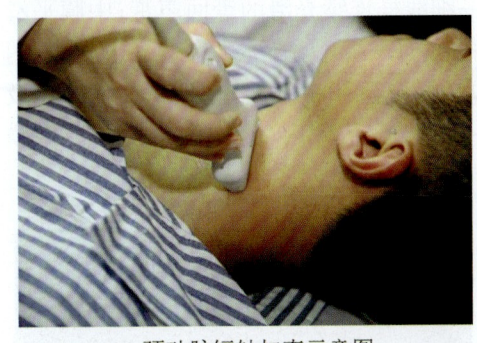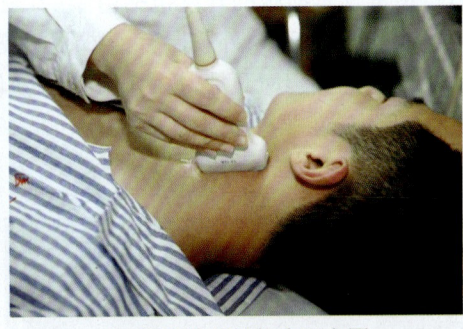

(a) 颈动脉短轴扫查示意图　　　　　　　　(b) 颈动脉长轴扫查示意图

图 9.2　颈动脉超声检查方法

（2）采用彩色多普勒、能量多普勒成像，观察血流充盈状态、血流方向、血流速度分布。

（3）采用频谱多普勒分析血流频谱、测量血流速度。检测时血流束与多普勒取样角度应小于 60°。

（五）测量方法

1. 颈动脉内径

颈动脉内径的检测是通过纵断切面完成。动脉前、后壁内膜缘之间的垂直距离即为血管内径。常规测量内径包括颈总动脉远段（颈动脉分叉下方 10～15 mm 范围的血管内径）、颈动脉球部（颈内动脉起始部）和颈内动脉近段（颈动脉分叉上方 10～15 mm 范围的血管内径）。正常颈总动脉内径为 6.5～8 mm，颈内动脉管径为 4.5～6.5 mm，球部内径为 6～11 mm。

2. 颈动脉内膜厚度

颈动脉内膜厚度的测量对应于血管内径的测量部位。IMT 是在纵断切面上测量颈动脉后壁内膜上缘与中膜的厚度之和，也称为内中膜厚度。正常 IMT 小于 1.0 mm。IMT 增加是颈动脉硬化早期病变的特征。

3. 血流动力学参数

采用多普勒超声技术检测颈动脉的血流速度，包括峰值流速（SPV）、舒张期末流速（EDV）、血管阻力指数（RI）。常规测量的血流动力学参数的部位包括：颈总动脉近段、远段；颈动脉球部；颈内动脉近段（分叉水平上方 10～15 mm 范围）、中段（近段与远段之间的中点部位）、远段（显示 ICA 最远处，进入颈动脉管外口之前段）；颈外动脉、椎动脉和锁骨下动脉的 SPV、RDV 和 RI。

（六）正常超声表现

1. 颈总动脉

（1）二维超声：通过前后位、内外侧位、后前位检测观察血管壁结构及腔内回声。正常颈总动脉的管壁包括内膜层，呈一细线样连续光滑的等回声带；中膜平滑肌层为低回声暗带；外膜层有清晰而明亮的强回声带，为疏松结缔组织构成（见图 9.3(a)）。正常 IMT 是内-中膜的厚度（包括内膜层和中膜层）。颈总动脉管径及 IMT 的测量在颈总动脉分叉水平下方 10～15 mm 范围内（见图 9.3(b)），取内膜均匀无斑块病变的部位测量。

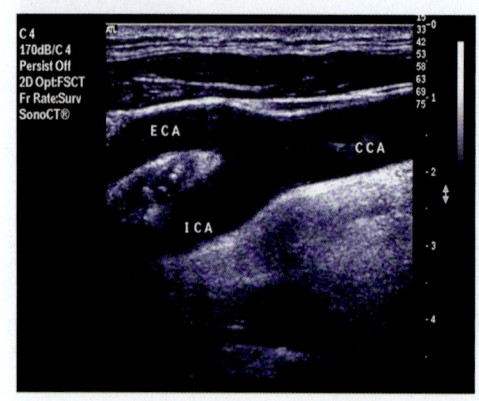

(a) 正常颈动脉二维声像图 (b) 正常颈动脉二维声像图

图 9.3　正常颈动脉二维图像

CCA：颈总动脉；ICA：颈内动脉；ECA：颈外动脉；a、b、c 分别显示颈总动脉、颈内动脉球部及颈内动脉近段管径的测量

（2）彩色多普勒：正常颈总动脉的彩色多普勒血流成像受到心动周期的变化及血细胞与血管壁之间的黏滞性的影响。从血管周边至管腔中心呈现由弱到强，或由低速到高速，或由暗到明亮的色彩变化，符合层流血流动力学特征（见图 9.4(a)）。常规检查中应注意不同的彩色多普勒成像及取样角度对血流成像的敏感性和图像质量的影响。

（3）频谱多普勒：正常颈总动脉多普勒频谱呈窄带型（见图 9.4(b)），收缩期频窗清晰，舒张期流速较低，收缩与舒张期血流信号同方向，血管阻力介于颈内动脉与颈外动脉之间。

2. 颈内动脉

（1）二维超声：正常颈内动脉自颈总动脉分出后出现局限性管径相对增宽，称为颈内动脉球部。球部以远的颈内动脉管腔大小相对均匀一致。颈内动脉与颈外动脉及颈总动脉远端在同一断面可以显示出典型的"Y"形结构。常规颈内动脉管径及 IMT 的测量部位应在颈总动脉分支水平上方 10～15 mm。

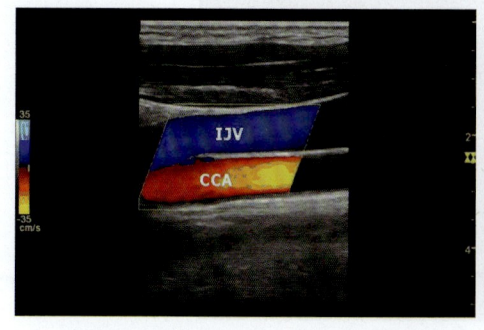
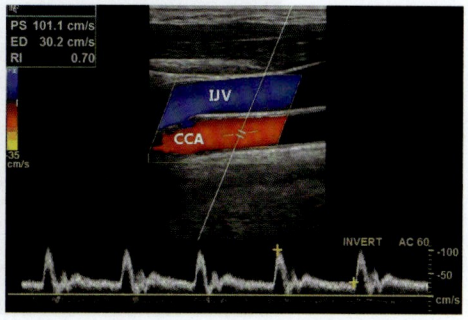

| (a) 颈总动脉彩色多普勒血流成像 | (b) 颈总动脉频谱多普勒图像 |

图 9.4　颈总动脉多普勒超声图像

IJV:颈内静脉;CCA:颈总动脉

（2）彩色多普勒:正常颈内动脉近段球部,彩色血流成像显示低速涡流红蓝相间的血流信号。在球部以远的颈内动脉管腔内径相对减小,局部血流恢复层流状态,CDFI 成像再次出现中心亮带血流特征(见图 9.5)。

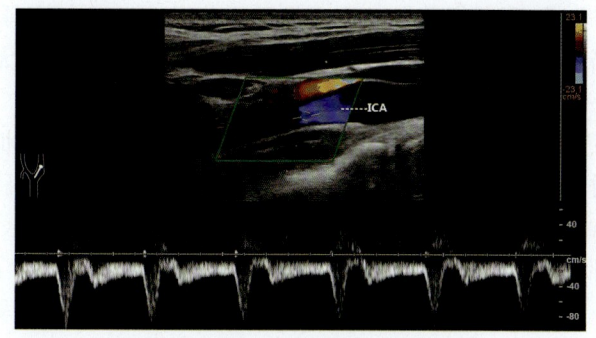

图 9.5　颈内动脉频谱多普勒图像

ICA:颈内动脉

（3）频谱多普勒:正常颈内动脉收缩期与舒张期血流速度具有对称性(PSV/EDV＝(2～2.4):1)、低阻力型特征(阻力低于颈总动脉)。

3. 颈外动脉

（1）二维超声:颈外动脉自颈总动脉分出后即可观察到多个分支,是颈外动脉与颈内动脉鉴别的血管结构特征。

（2）彩色多普勒:彩色血流成像可见多条动脉分支结构,血流充盈与颈总动脉、颈内动脉相同,具有中心亮带血流特征。

（3）频谱多普勒:正常颈外动脉血管阻力高于颈总动脉,血流频谱为高阻力型。当颈内动脉闭塞后,颈外动脉管径相对增宽,血流速度升高,血流阻力相对降低,呈颈内动脉化特征(见图 9.6)。

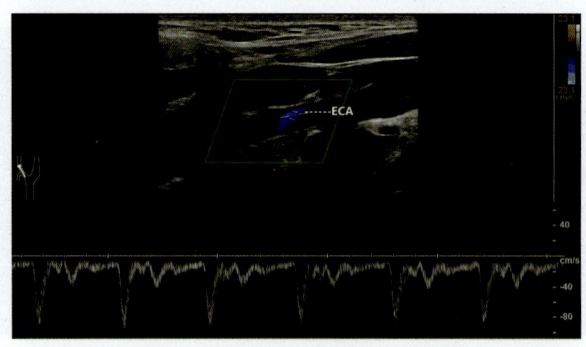

图 9.6　颈外动脉频谱多普勒图像

ECA:颈外动脉

4. 椎动脉

(1)二维超声:正常椎动脉的二维超声显示为节段性血管腔结构(椎动脉行于横突孔)。当出现椎动脉绕行一个或多个椎体前方上行时,可以观察到长段无椎体遮挡的椎动脉管腔,即生理性走行变异。

(2)彩色多普勒:彩色多普勒血流成像显示节段性血流充盈,具有中心亮带血流分布特征。当存在双侧管径生理性不对称时,管径纤细一侧呈无典型中心亮带征,呈现低速单一色彩血流成像。

(3)频谱多普勒:椎动脉血流频谱为低阻力型,与颈内动脉相似。当出现生理性管径不对称时,管径纤细的一侧椎动脉多普勒血流频谱表现为高阻力型。

5. 锁骨下动脉

(1)二维超声:右侧锁骨下动脉与颈总动脉均由无名动脉分出,形成典型的"Y"形结构特征。锁骨下动脉位于颈总动脉后外方。左侧锁骨下动脉直接起源于主动脉弓,由于位置深,二维结构显示较为困难,通常使用凸阵探头,更容易显示开口处及血管腔结构。

(2)彩色多普勒:双侧锁骨下动脉是外周血管,其彩色多普勒血流成像不同于颈总动脉及颈内动脉,CDFI 显示中心亮带相间低速反向的蓝色血流信号(负向血流)。

(3)频谱多普勒:血流频谱显示为三相波或四相波特征。

6. 无名动脉

(1)二维超声:无名动脉管径较颈总动脉、锁骨下动脉相对粗大,近端自主动脉弓分出,远端为颈总动脉、锁骨下动脉分支形成的"Y"形。正常检测于锁骨上窝平行于锁骨切面可显示无名动脉的纵向断面的血管腔。

(2)彩色多普勒:CDFI 显示管腔内血流充盈,呈层流状态,中心亮带存在。应注意自主动脉弓开口处血流成像,防止病变遗漏。

(3)频谱多普勒:血流频谱与颈总动脉基本一致,为相对高阻力型血流频谱特征。

（七）超声报告示范

超声所见：

（1）右侧：① 颈总动脉：内径 6.0 mm，IMT 0.5 mm，峰值流速为 100 cm/s，舒张期末流速为 30 cm/s，阻力指数为 0.7。② 颈外动脉：内径 4.0 mm，峰值流速为 80 cm/s，舒张期末流速为 20 cm/s，阻力指数为 0.75。③ 颈内动脉：内径 4.8 mm，峰值流速为 65 cm/s，舒张期末流速为 23 cm/s，阻力指数为 0.65。④ 椎动脉：内径 4.0 mm，峰值流速为 50 cm/s，舒张期末流速为 17 cm/s，阻力指数为 0.65。⑤ 锁骨下动脉：内径 6.0 mm，峰值流速为 60 cm/s，舒张期末流速为 24 cm/s，阻力指数为 0.6。⑥ 无名动脉：内径 7.5 mm，峰值流速为 60 cm/s，舒张期末流速为 26 cm/s，阻力指数为 0.58。

（2）左侧：① 颈总动脉：内径 5.9 mm，IMT 0.6 mm，峰值流速为 95 cm/s，舒张期末流速为 29 cm/s，阻力指数为 0.7。② 颈外动脉：内径 4.8 mm，峰值流速为 75 cm/s，舒张期末流速为 21 cm/s，阻力指数为 0.72。③ 颈内动脉：内径 5.2 mm，峰值流速为 60 cm/s，舒张期末流速为 19 cm/s，阻力指数为 0.68。④ 椎动脉：内径 4.2 mm，峰值流速为 52 cm/s，舒张期末流速为 18 cm/s，阻力指数为 0.66。⑤ 锁骨下动脉：内径 5.8 mm，峰值流速为 65 cm/s，舒张期末流速为 22 cm/s，阻力指数为 0.66。

上述血管内径走行正常，管壁厚度未见异常，内膜回声光滑，管腔清晰。彩色血流充填完整，血流方向正常。

脉冲多普勒取样容积置于上述血管内，获得全心动周期正向层流频谱，频谱形态正常，峰值流速及阻力指数正常。

超声提示：上述颈部血管二维、彩色血流及频谱多普勒检查未见异常。

三、实验注意事项

（1）注意仪器的调节，包括聚焦、灰阶及彩色多普勒增益、脉冲重复频率、滤波等。

（2）颈部动脉血流频谱的检测应将取样容积置于血管腔中央位置，检测时血流束与多普勒取样角度应小于 60°。

四、思考题

（1）在检测颈部动脉血流频谱时，为什么将取样容积置于血管腔中央位置测量的值才最可靠？

（2）检测颈部动脉血流频谱时，为什么血流束与多普勒取样角度应小于 60°？

五、知识拓展

超声技术在评价颈动脉易损性斑块方面发挥着重要作用,且进展迅速,主要新技术有血管内超声、斑块超声造影技术、血管内弹性成像技术、动脉管壁斑点追踪技术、声辐射力脉冲成像技术、灰阶超声血流成像技术、速度向量成像技术及三维能量多普勒等。

第三节 四 肢 动 脉

一、实验目的

(1) 了解四肢动脉超声检查的仪器条件。

(2) 熟悉四肢动脉超声的检查准备、检查体位。

(3) 掌握四肢动脉超声的检查方法、测量方法、正常超声表现及超声报告的书写规范。

二、实验内容

(一)检查准备

检查前患者无需做特殊准备。室内温度适宜,冬季应注意保暖,并注意保护患者的隐私。

(二)检查体位

(1) 上肢动脉一般采用平卧位,被检者肢体外展、外旋,掌心向上,肢体自然放松。

(2) 下肢动脉一般采用平卧位,被检者肢体略外展、外旋,膝关节略为弯曲,有学者称其为蛙腿位。采用这一体位可以扫查股总动脉、股浅动脉、股深动脉起始部、腘动脉、胫前动脉的起始部、胫后动脉、腓动脉及足背动脉。扫查胫前动脉、腓动脉和足背动脉时可让患者适当调整下肢体位,略弯曲或略伸直,并稍内旋。

(三)超声仪器

选用兼顾穿透力和分辨力的超声探头。四肢动脉的超声检查多采用线阵探

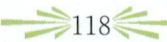

头,检查上肢动脉通常采用的频率为5.0～10 MHz,检查下肢动脉通常采用的频率为5.0～7.0 MHz。对较浅表的四肢动脉可选用频率相对高的探头,如7.5～10 MHz;对较深的四肢动脉可选用频率相对低、穿透力强的线阵探头,如5.0～7.0 MHz,必要时可用2.0～5 MHz的凸阵探头。选用相应的仪器预设条件,在检查过程中,根据受检者的具体情况,如肢体的粗细、被检动脉内的血流速度等,随时进行仪器的调节。

(四)检查方法

(1)采用二维超声显示动脉走行及结构,观察动脉管壁、内膜和管腔内透声情况,测量管腔内径(见图9.7)。

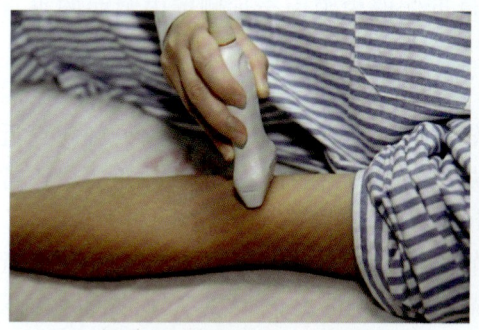

(a) 上肢血管短轴切面扫查示意图

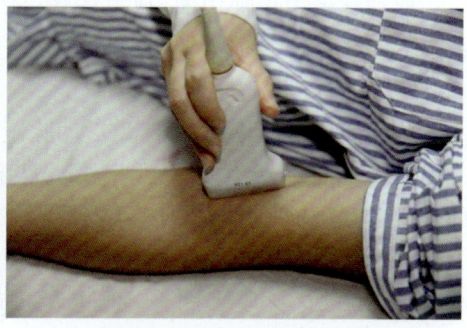

(b) 上肢血管长轴切面扫查示意图

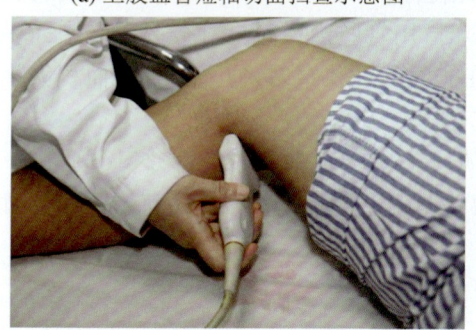

(c) 下肢血管短轴切面扫查示意图

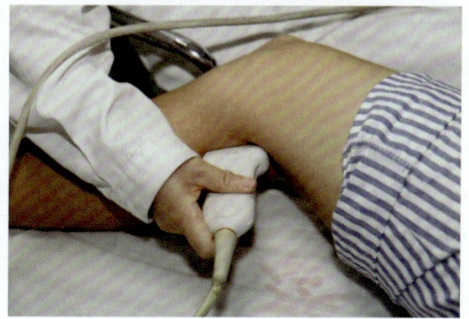

(d) 下肢血管长轴切面扫查示意图

图9.7　四肢血管超声检查方法

(2)采用彩色多普勒观察血流充盈情况、血流方向及流速。

(3)采用频谱多普勒分段测定血流频谱,观察频谱形态,记录多普勒血流频谱指标。进行多普勒采样时,重点要注意两点:一是应尽量采用较小的多普勒取样门(1.5～2 mm),以保证被检动脉特定部位的流速检测的准确性,避免出现由于取样门过大而产生的频谱增宽的情况;二是选用恰当的多普勒角度,即血流-声束夹角小于60°。

（五）测量方法

患者取平卧位,沿四肢动脉走向做纵横扫查,取各段动脉的长轴和短轴切面进行测量。由于动脉壁厚度与管腔内径在收缩期与舒张期的变化很小,因此在理论上,可以选择心动周期的任何时相进行测量。国内多采用收缩期测量。

1. 内-中膜厚度

取动脉最大长轴切面,在保证图像清晰的前提下放大图像,测量动脉内膜-管腔界面至动脉中层-外膜界面之间的垂直距离。为了减少动脉外膜高回声对测量的影响,多选择动脉远侧壁进行测量。

2. 管腔内径

取动脉最大长轴切面,放大图像,测量近侧壁内膜面至远侧壁内膜面的垂直距离。

3. 管腔狭窄程度

（1）管腔内径减少百分率:沿动脉短轴做平行扫查,获取最大狭窄处和狭窄近心段的短轴面,放大图像,分别测量最大狭窄处的管腔内径(Ds)和狭窄近心段正常的管腔内径(Dn),由公式(Dn-Ds)/Dn×100%计算出管腔内径减少百分率。

（2）管腔面积减少百分率:沿动脉短轴做平行扫查,获取最大狭窄处和狭窄近心段的短轴切面,放大图像,通过手工描记分别测量出最大狭窄处的管腔面积(As)和狭窄近心段正常的管腔面积(An),由公式(An-As)/An×100%计算出管腔面积减少百分率。在四肢动脉对称性狭窄时,用管腔内径减少百分率和管腔面积减少百分率可以准确地评价狭窄程度。在非对称性狭窄时,应采用管腔面积狭窄百分率进行评估。

（3）狭窄程度的评判:动脉管腔内径减少百分率或面积减少百分率小于50%者为轻度狭窄,介于50%～75%者为中度狭窄,大于75%者为重度狭窄,100%者为闭塞。

（六）正常超声表现

1. 二维超声

正常肢体动脉走行自然,管腔清晰,管径无局限性狭窄或扩张,无斑块或血栓栓塞。动脉壁的内膜和中层结构分别表现为均质线条状偏高回声和低回声,以管径较大且较为浅表的四肢动脉最为明显,如腋动脉、肱动脉、股总动脉、股浅动脉的近段及腘动脉等(见图9.8)。当动脉位置较深和(或)动脉管径较小,二维超声对其管腔和管壁结构的分辨力常受到限制,此时借助彩色多普勒检查模式尤为重要。

2. 彩色多普勒

正常肢体动脉管腔内彩色血流充盈佳,呈红色和蓝色。直行的动脉段内的血流呈层流状,表现为动脉管腔的中央色彩较为浅亮,管腔的边缘色彩较深暗。动脉内的彩色血流具有搏动性,表现为与心动周期内动脉流速变化相一致的周期性彩色亮度变化。正常四肢动脉由于收缩期的前进血流和舒张期的短暂反流,彩色多普勒还可显示红蓝相间的色彩变化(见图 9.9)。

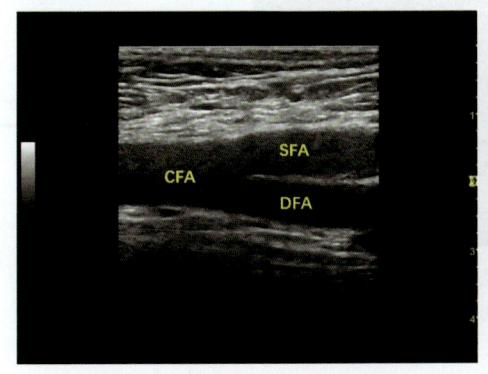

(a) 正常股动脉二维声像图　　　　　　(b) 正常腘动、静脉二维声像图

图 9.8　下肢血管二维声像图

CFA:股总动脉;SFA:股浅动脉;DFA:股深动脉;PA:腘动脉;PV:腘静脉

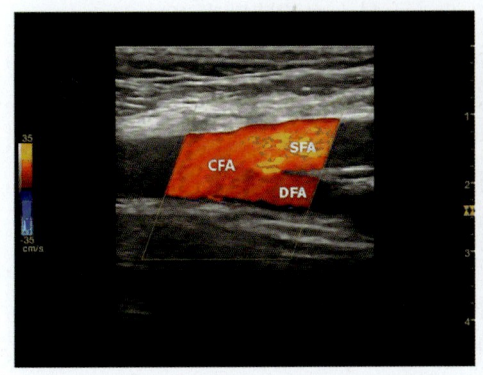

(a) 正常股动脉彩色多普勒血流成像　　　(b) 正常股动、静脉彩色多普勒血流成像

图 9.9　下肢血管彩色多普勒血流成像

A. 正常股动脉彩色多普勒血流成像;B. 正常股动、静脉彩色多普勒血流成像;

CFA:股总动脉;SFA:股浅动脉;DFA:股深动脉

3. 频谱多普勒

　　静息状态下,正常四肢动脉的血流频谱呈典型的三相波,即收缩期为快速上升的正向波,舒张早期的短暂反流形成反向波,以及舒张晚期为低速正向波(见图 9.10)。老年或心脏输出功能较差的患者,四肢动脉的血流频谱可呈双相型,甚至单相型。当肢体运动、感染或温度升高而出现血管扩张时,外周阻力下降,舒张早期的反向血流消失,在收缩期和舒张期均为正向血流。正常四肢动脉多普勒频谱波形呈现清晰的频窗,无湍流。血流速度从肢体近端到远端逐渐下降。

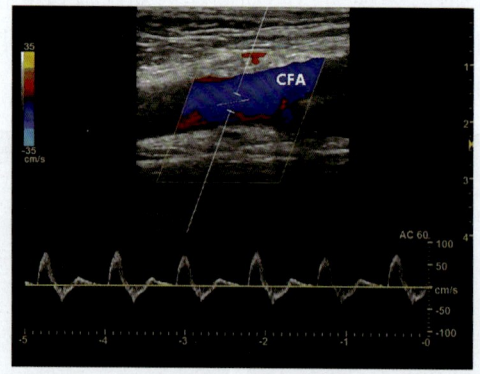

图 9.10　股总动脉频谱多普勒图像

CFA:股总动脉

（七）超声报告示范

超声所见：

（1）右肱动脉内径为 4.0 mm,最大血流速度为 35 cm/s。尺动脉内径为3.5 mm,最大血流速度为 50 cm/s。桡动脉内径为 3.6 mm,最大血流速度为 49 cm/s。

（2）左肱动脉内径为 3.9 mm,最大血流速度为 39 cm/s。尺动脉内径为 3.6 mm,最大血流速度为 45 cm/s。桡动脉内径为 3.8 mm,最大血流速度为 48 cm/s。

（3）右侧股动脉内径为 7.9 mm,内中膜厚 0.8 mm,最大血流速度为 41 cm/s,RI:0.59。腘动脉内径为 5.2 mm,内中膜厚 0.7 mm,最大血流速度为 49 cm/s,RI:0.60。胫后动脉内径为 3.4 mm,内中膜厚 0.5 mm,最大血流速度为 51 cm/s。

（4）左侧股动脉内径为 7.8 mm,内中膜厚 0.8 mm,最大血流速度为 39 cm/s,RI:0.57。腘动脉内径为 5.1 mm,内中膜厚 0.6 mm,最大血流速度为 45 cm/s,RI:0.61。胫后动脉内径为 3.4 mm,内中膜厚 0.5 mm,最大血流速度为 50 cm/s。

上述血管形态结构正常,管壁不厚,内膜回声纤细光滑,血管腔内径正常,其内未见异常。彩色多普勒显示,管腔内血流连续完整,边缘规则,未见异常血流信号。

超声提示:四肢动脉未见明显异常。

三、实验注意事项

（1）无论是上肢或下肢动脉的超声检查都应注意全程观察。特别是下肢血管检测更应遵守从上到下连续性扫查的原则,避免病变遗漏和诊断错误。

（2）检测位置较深的动脉血管时,应降低探头频率。

（3）检查过程中,避免探头过度加压,引起患者不适,从而影响检查结果。

四、思考题

（1）为什么检测位置较深的动脉血管时，降低探头频率可以获得较为清晰的图像？

（2）为什么正常四肢动脉的血流频谱呈典型的三相波？

五、知识拓展

除了四肢动脉解剖结构、位置走行、血流充盈情况等，超声技术在动脉管壁弹性的检测中也发挥着显著的作用。超声斑点追踪技术、M 型超声、彩色脉搏波技术均可以简单、无创地评价动脉血管的弹性。

第四节　四 肢 静 脉

一、实验目的

（1）了解四肢静脉超声检查的仪器条件。

（2）熟悉四肢静脉超声的检查准备、检查体位。

（3）掌握四肢静脉超声的检查方法、测量方法、正常超声表现及超声报告的书写规范。

二、实验内容

（一）检查准备

检查前患者无需做特殊准备。室内需温度适宜，冬季应注意保暖，并注意保护患者的隐私。

（二）检查体位

（1）上肢静脉多取仰卧位，也可取半坐卧位使静脉扩张而易于观察。上肢舒适放松，略外展和外旋，掌心向上。上肢外展角度以与躯干呈 60°为宜，避免过度外展对静脉造成牵拉、挤压，从而影响测量结果。

（2）下肢静脉取平卧位或站立位。平卧位较适于年龄较大、行动不便者；站立

位更适合对下肢静脉的检查,因为站立位会使下肢静脉充分膨胀便于更清晰显示,尤其便于静脉反流、管壁结构和细小血栓的观察。除此之外,也可采用半卧位(头高脚低)或坐位检查。

(三)超声仪器

上肢静脉检查多采用 7.5 MHz 或 10 MHz 的线阵探头。锁骨下静脉检查可采用 5.0 MHz 的凸阵探头或扇扫探头,有时用 3.5 MHz 的凸阵探头。腋部或体型肥胖者也可选用相对低频的线阵探头或凸阵探头。

下肢静脉检查常使用 5.0～7.0 MHz 的线阵探头。对于肢体粗大且位置较深的静脉可使用 3.5 MHz 的凸阵探头。较浅表的静脉可使用 10 MHz 的线阵探头。

检查过程中选用相应的仪器预先设置配置,根据受检者的具体情况,如肢体的粗细、被检静脉内的血流速度等随时调节仪器。

(四)检查方法

(1)二维超声显示静脉走行及结构,重点观察静脉走行、管壁及内膜、管腔内回声情况。

(2)彩色多普勒观察静脉管腔内是否为自发性血流信号以及血流的充盈情况。

(3)脉冲多普勒准确测定静脉的血流方向、血流速度,通过多普勒频谱分析计算相应的血流参数指标。

(五)测量方法

临床进行四肢静脉测量的主要目的是发现静脉反流以及反流程度,特别是对于静脉曲张或慢性静脉瓣功能不全的患者。检测时一般采用站立位,有些患者也可采用坐位或采取仰卧头高脚低 15°位。

沿静脉走向做纵向扫查,用彩色多普勒血流显像和脉冲多普勒频谱进行检测,并通过取样容积进行方向校正。通过 Valsalva 试验(乏氏动作)或挤压远端肢体后放松等增量试验,观察和检测静脉有无反流以及反流持续的时间,即反流时间。正常人由于静脉瓣功能良好,自然状态下不会出现明显的静脉反流,在乏氏动作时回流中止或者出现极短暂的反流,即在静脉瓣膜关闭的瞬间出现短暂少量的反流属正常现象。若反流持续时间超过正常范围,则意味着存在静脉瓣功能不全的情况。正常人静脉反流时间小于 0.5 s,即静脉瓣功能正常;若反流时间大于 1 s,则提示静脉瓣功能不全。

(六)正常超声表现

1. 二维超声

四肢静脉内径多大于伴行动脉内径,且随呼吸运动而变化。在深吸气或做乏

氏动作时,静脉内径增宽。直立位时,下肢静脉内径明显增宽。正常四肢静脉具有以下特征(见图9.11):管壁薄,在二维超声上表现为细线状;内膜平整、光滑;管腔内的血流呈无回声,高分辨力超声仪可显示流动的红细胞而呈低回声;具有可压缩性。由于静脉壁很薄,仅凭腔内血液的压力就可使静脉处于开放状态,探头加压可使管腔闭合。静脉管腔内可见静脉瓣膜结构,常见于锁骨下静脉、股总静脉及大隐静脉等。

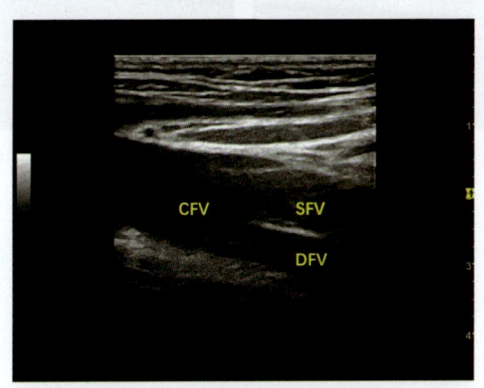

图9.11　股静脉二维声像图

CFV:股总静脉;SFV:股浅静脉;DFV:股深静脉

2. 彩色多普勒

正常四肢静脉内显示单一方向的回心血流信号,挤压远端肢体时,管腔内血流信号增强,而当挤压远端肢体放松后或做乏氏动作时,血流信号则会立即中断或在短暂反流后中断。一些正常肢体静脉(如桡、尺静脉,胫、腓静脉)可能探测不到自发性血流,但人工挤压肢体远端时,管腔内可呈现血流信号;使用一定的外力后静脉管腔闭合,血流信号亦随之消失(见图9.12(a))。

3. 频谱多普勒(见图9.12)

(1)自发性:不管肢体处于休息还是运动状态,四肢静脉内均存在血流信号,特别是大、中静脉,小静脉内可能探测不到自发血流。

(2)期相性:四肢静脉内的血流速度、血流量随呼吸运动发生变化。

(3)乏氏反应:深吸气后屏气时,四肢大、中静脉的内径明显增宽,血流信号减少、短暂消失或出现短暂反流。

(4)血流信号增高:肢体静脉突然受压时都会使静脉回心血量和流速增加,并可使静脉瓣完好的受压部位远端血流停止。

(5)单向回心血流:由于肢体静脉瓣的作用,正常四肢静脉血液仅回流至心脏。

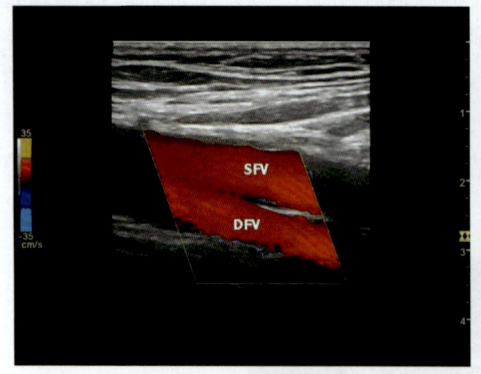

(a) 正常股静脉的彩色多普勒
血流成像

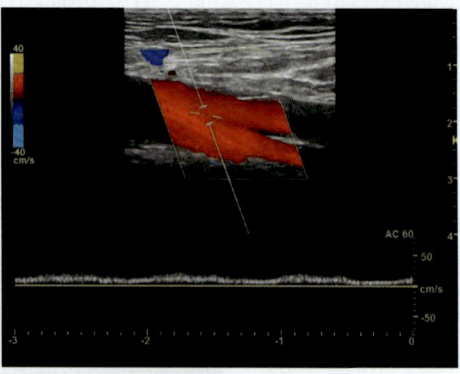

(b) 股静脉频谱多普勒图像

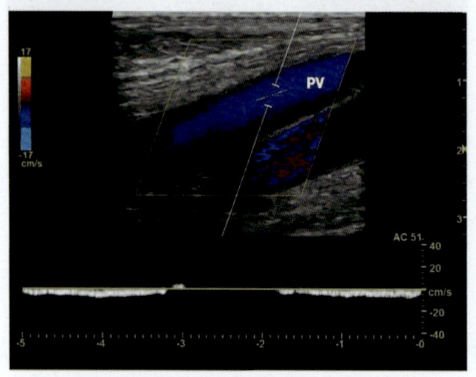

(c) 腘静脉频谱多普勒图像

图 9.12　下肢静脉多普勒超声图像

SFV:股浅静脉;DFV:股深静脉;PV:腘静脉

（七）超声报告示范

超声所见:

(1) 右肱静脉内径为 4.5 mm,最大血流速度为 20 cm/s,乏氏实验后返流时间小于 1 s,尺静脉内径为 2.0 mm,最大血流速度为 10 cm/s。桡静脉内径为 1.9 mm,最大血流速度为 11 cm/s。

(2) 左肱静脉内径为 4.4 mm,最大血流速度为 19 cm/s,乏氏实验后返流时间小于 1 s,尺静脉内径为 1.9 mm,最大血流速度为 12 cm/s。桡静脉内径为 2.1 mm,最大血流速度为 11 cm/s。

(3) 右侧股静脉内径为 10 mm,最大血流速度为 25 cm/s,乏氏实验后返流时间小于 1 s。股浅静脉内径为 8 mm,最大血流速度为 22 cm/s。腘静脉内径为 7 mm,最大血流速度为 17 cm/s。胫后静脉内径为 3.5 mm,最大血流速为 10 cm/s。

(4) 左侧股静脉内径为 11 mm,最大血流速度为 23 cm/s,乏氏实验后返流时间小于 1 s。股浅静脉内径为 8 mm,最大血流速度为 19 cm/s。腘静脉内径为 6 mm,最大血流速度为 15 cm/s。胫后静脉内径为 3.1 mm,最大血流速为 9 cm/s。

上述血管形态结构正常,管壁不厚,血管腔内径正常,其内未见异常。彩色多普勒显示,管腔内血流连续完整,边缘规则,未见异常血流信号。

超声提示:四肢静脉目前未见明显血栓形成。

三、实验注意事项

(1) 检查过程中,应避免探头过度加压,以免引起静脉管腔闭塞,影响到检查结果的准确性。

(2) 行频谱多普勒检测时,应将取样容积置于血管腔中央位置,且血流束与多普勒取样角度小于 60°。

四、思考题

(1) 为什么检测下肢静脉时采用站立位或仰卧头高脚低 15°位?

(2) 为什么观察和检测静脉有无反流以及反流时间时需要做 Valsalva 试验 (乏氏动作)?

五、知识拓展

深静脉置管术在恶性肿瘤化疗药物及其他强刺激性药物的给药及危重病人抢救等方面广泛应用。由于传统深静脉置管技术操作多以体表解剖标志为定位依据,盲探式的穿刺易造成动脉误穿、神经损伤、血肿形成等并发症,严重者甚至会导致死亡。在超声引导下,深静脉穿刺置管提高了深静脉穿刺成功率,降低了并发症发生率,取得了良好的效果。

(李阳　隋秀芳　石彦)

第十章　浅表器官超声检查技术

第一节　眼　　部

一、实验目的

(1) 了解眼部超声检查的仪器条件。
(2) 熟悉眼部超声的检查准备、检查体位。
(3) 掌握眼部超声的检查方法、测量方法、正常超声表现及超声报告的书写规范。

二、实验内容

(一) 检查准备

(1) 检查前应与患者交流,消除其紧张、恐惧心理,配合医生检查,如平稳呼吸,轻闭双眼,减少瞬目等。
(2) 对于不能配合的幼儿,可待患儿入睡后或者使用镇静剂后进行检查。
(3) 对有明确眼部急性炎症患者,可待炎症消退后检查,必须检查者需注意检查前后对仪器和探头的消毒。
(4) 眼破裂伤的患者,一般应在眼部伤口缝合处理后进行。

(二) 检查体位

一般采取仰卧位,如眼球内有气体或硅油,可采用坐位检查。

(三) 超声仪器

(1) 选用眼科专用仪或高档彩色多普勒超声诊断仪。
(2) 一般使用大于 5.0 MHz 的高频线阵探头,仪器设置为小器官条件,检查中需降低发射功率,尽量缩短多普勒检查时间。

（3）若观察眼前节,可选择更高频率,甚至可达 20 MHz。

（四）检查方法

1. 眼球

首先调节好仪器,观察球内结构应将仪器的增益调高,检查球后病变可适当降低增益,以免遗漏细小的病变。患者轻闭双眼,探头轻置于上眼睑皮肤表面,耦合剂不宜过多,探头对眼球的压力不宜过大。然后按顺序进行扫查。

（1）横切扫查:探头标记方向与角巩膜缘相平行的扫查方法即为横切扫查。一般依据探头所在的位置将横切法分为水平横切、垂直横切和斜形横切。如将探头置于 6 点角巩膜缘,则所得图像的中央为 12 点子午线球壁的图像,向下(穹窿部)移动探头,依次得到眼球后极部、赤道部、周边部的图像。应用相同的方法分别对眼球下方、鼻侧、颞侧进行检查(见图 10.1(a)、图 10.1(b)、图 10.1(c))。

（2）纵切扫查:在横切扫查时将探头旋转 90°即为纵切扫查。探头的标记方向与角巩膜缘始终垂直(见图 10.1(d))。

（3）轴位扫查:检查者在被检查眼睑上涂耦合剂后,探头轻轻垂直放在眼睑上,嘱患者将另一只眼睁开,平视天花板,此时,仪器显示屏才能将眼睑、角膜、晶状体及球后视神经的回声显示在同一画面上,此为球轴位扫查。一般轴位扫查法用于与晶状体、视网膜、视神经相关疾病的诊断和黄斑疾病的评估(见图 10.1(e))。

（4）除一般扫查外,尚有以下特殊的检查方法:

后运动实验:探头固定不动,嘱患者上下、左右转动眼球,观察玻璃体内异常回声活动度及其周邻关系,然后嘱患者突然停止转动眼球,若玻璃体内异常回声随眼球转动而活动,眼球停止后仍有飘动即为后运动实验阳性。

磁性实验:将磁性电极或磁铁向眼球睫状体扁平部接近,用超声探头检查眼内磁性异物活动情况,若异物向磁铁的方向移动、颤动或患者感觉局部眼球疼痛,为磁性实验阳性。此方法常用于检查磁性异物。

眼球压缩性实验:用探头轻压眼球,观察病变处的形状是否会因受到压力而发生改变,此方法常用于球后囊性病变和海绵状血管瘤等的诊断。

低头实验:令患者取低头坐位,观察眼球倒置时玻璃体内膜样回声与眼底的关系,特别是与视盘的关系,也可观察球后占位的大小与体位改变的关系。

2. 眼眶

眼旁扫查用于检查眼球周围浅层的眼眶病变,例如泪腺和鼻旁窦等,也可显示前部病变和眼球、眶壁的关系。分为横切扫查和纵切扫查。

（1）眼旁横切扫查:探头置于病人轻闭的眼睑上,即眼球与眼眶之间,使声束平行于眶缘和眼球。水平横扫时探头标志向鼻侧,垂直和斜形横扫时探头标志向上。

（2）眼旁纵切扫查:探头置于眼球和眶缘之间的眼睑上,与横切扫查垂直 90°。

（3）泪腺:首先应用直接检查法将探头置于眼眶外上方的泪腺区观察泪腺。

如果泪腺没有病变,一般不易显示清晰。应用经球扫查法,即将探头置于眼球的鼻下方,探头指向颞上方显示泪腺(见图10.2)。

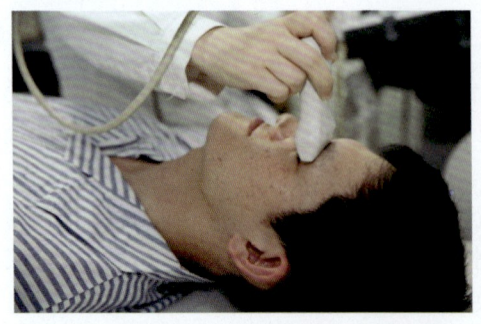

(a) 眼球水平横切操作手法示意图

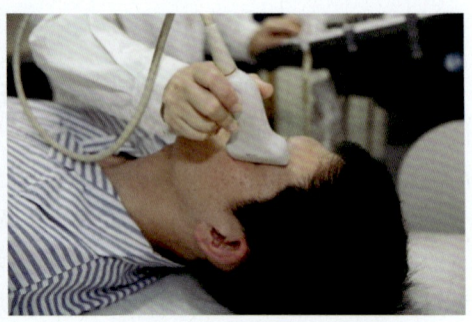

(b) 眼球垂直横切操作手法示意图

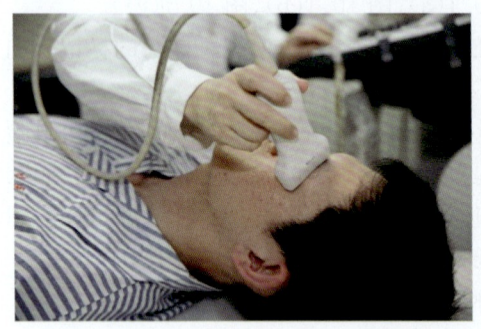

(c) 眼球斜形横切操作手法示意图

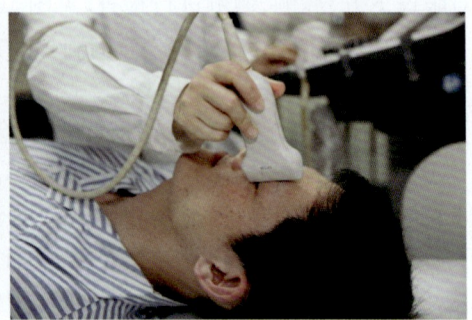

(d) 眼球纵切扫查操作手法示意图

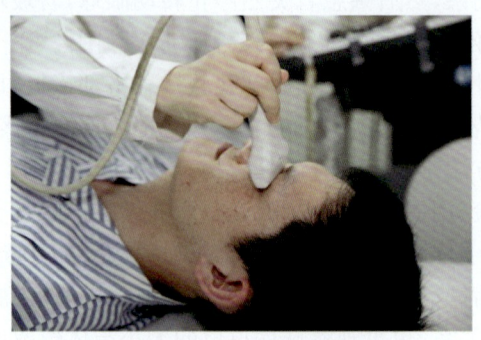

(e) 眼球轴位扫查操作手法示意图

图10.1 眼球超声检查方法

(4) 眼外肌:正常眼外肌一般检查内直肌、外直肌、上直肌和下直肌。探头置于被检查肌肉的眼球赤道部,声束从前向后扫查肌肉,上直肌的检查比较困难。需注意的是,进行眼外肌检查的病人一定不能转动眼球,转动会影响检查结果的准确性。

(5) 视神经:视神经为眼眶的解剖标志,显示为带状低回声区,与眶内其他组织之间界限清晰。

（6）眶脂肪：眶脂肪是眼眶的主要组成部分，受探头穿透能力的影响，只能显示球后壁 20～30 mm 的范围。

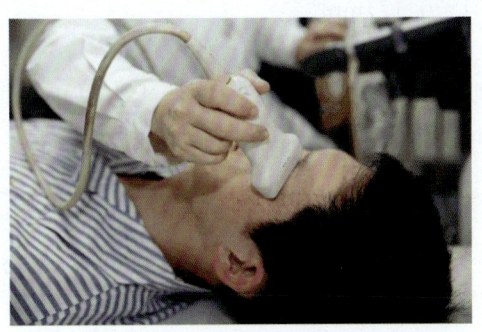

图 10.2　泪腺超声检查方法

3. 多普勒超声

探头水平放置做眼球的水平切面，充分显示视神经，视神经是进行框内血管定位的标志。将多普勒取样框置于眼球后 15～25 mm 处，在视神经的两侧寻找类似的"S"形粗大血管即为眼动脉。调整取样框，在眼球后 10 mm 左右处的视神经内可见红蓝相间的血流信号，即为视网膜中央动静脉，一般在眼球后 2～5 mm 处取样。在眼球后 5～8 mm 左右处，视神经的两侧可以发现单一颜色的条带状血流信号，即为睫状后短动脉。

球后血管主要用于观察血管的走行、粗细及形态。频谱多普勒超声观察指标主要有收缩期峰值流速（PSV）、舒张末期流速（EDV）、搏动指数（PI）、阻力指数（RI）等。

（五）测量方法

1. 眼轴

从角膜表面中心至球后壁外缘视神经颞侧缘之间的距离为外眼轴，包括角膜、前房深度、晶体厚度、玻璃体腔长度和球壁厚度的总和。均值为（23.97±0.29）mm。但在测量反映眼的屈光状态的眼轴长度时，不应该将球后壁的厚度包括在内。即从角膜表面中心至球内壁外缘视神经颞侧缘之间的距离为内眼轴。

2. 前房深度

测量从角膜内侧面中心至晶状体前囊表面的垂直距离，正常均值为（2.38±0.48）mm。

3. 晶状体厚度

测量晶状体前后囊之间的距离，正常均值为（4.0±0.22）mm。

4. 玻璃体腔长度

测量从晶状体后囊内膜中央回声至球壁内侧视神经颞侧缘的距离。正常均值为（10.50±0.26）mm。

5. 球后壁厚度

测量视盘颞侧的球壁内侧面至外侧面的回声厚度(包括筋膜囊的筋膜回声在内),正常均值为(2.01±0.17)mm。

6. 眼直肌厚度

正常均值:内直肌为2.0~4.0 mm;外直肌、上直肌和下直肌为1.0~3.0 mm。如眼外肌厚度在5 mm以上者,多为病理性肥厚。

7. 视神经宽度

测量眶内段(管内段和颅内段目前超声不能显示)视神经球后1 mm处和球后近10 mm处,视神经条状暗区两侧缘之间的距离,正常均值为(4.02±0.23)mm。

8. 眼部主要血管

视网膜中央动脉,其取样处为距球后极2~5 mm处。睫状后短动脉,其取样处为距球后极5~8 mm处。眼动脉的取样处为距球后极15~25 mm处。正常成人眼动脉内径为1~2 mm。正常成人的最大血流速度参考值:眼动脉为30~43 cm/s,睫状后动脉为(22.0±5.4)cm/s,视网膜中央动脉为10.3~13.89 cm/s,阻力指数为0.6~0.7,视网膜中央静脉为5.0~3.0 cm/s。

(六) 正常超声表现

眼球呈类圆形,角膜位于眼球的最表面,呈带状回声,如果探头对角膜加压可见角膜形态发生改变,即角膜顶点的回声局限变平坦。前房为半球形无回声区。虹膜显示为对称的带状回声,中央区回声局限缺如为瞳孔区。正常睫状体为均匀的中低回声。晶状体呈类椭圆形中强回声。玻璃体表现为无回声区,与眼球壁回声之间界限清晰。球壁回声为类圆形带状强回声,与玻璃体回声形成明显的对比。眼球壁由于有脉络膜和视网膜,所以可以有血流信号。玻璃体、前房和后房没有血流信号。虹膜和睫状体有小血管显示(见图10.3(a))。

眼眶呈类英文字母"W"形,视神经表现为带状低回声区,前端与视盘回声相连,向后延伸至颅内,但一般的超声诊断仪仅能显示60 mm左右的眶内结构。正常眼外肌表现为框内自眼球壁向视神经方向的带状中低回声区,边缘回声较中央明显增强,边界清晰。正常的泪腺为类三角形,内回声为中等强度,与周边组织之间界限清晰,无压缩性,正常泪腺内可有点状血流信号,但不丰富(见图10.3(b),图10.3(c),图10.3(d))。

眼动脉为颈内动脉的主要分支,自视神经孔进入眶内。呈英文字母"S"形,与视神经相伴,自视神经孔走行到眼前部。眼动脉在走行的过程中分出视网膜中央动脉和睫状后动脉。视网膜中央动脉自球后9~12 mm进入视神经,与视网膜中央静脉伴行;睫状后动脉包括6~8条短动脉和2条长动脉,其在视神经附近从后方进入眼内,为脉络膜以及虹膜、睫状体提供血供。所有的眼局部动脉血管的频谱与颈内动脉类似,均为三峰双切迹状(见图10.4)。

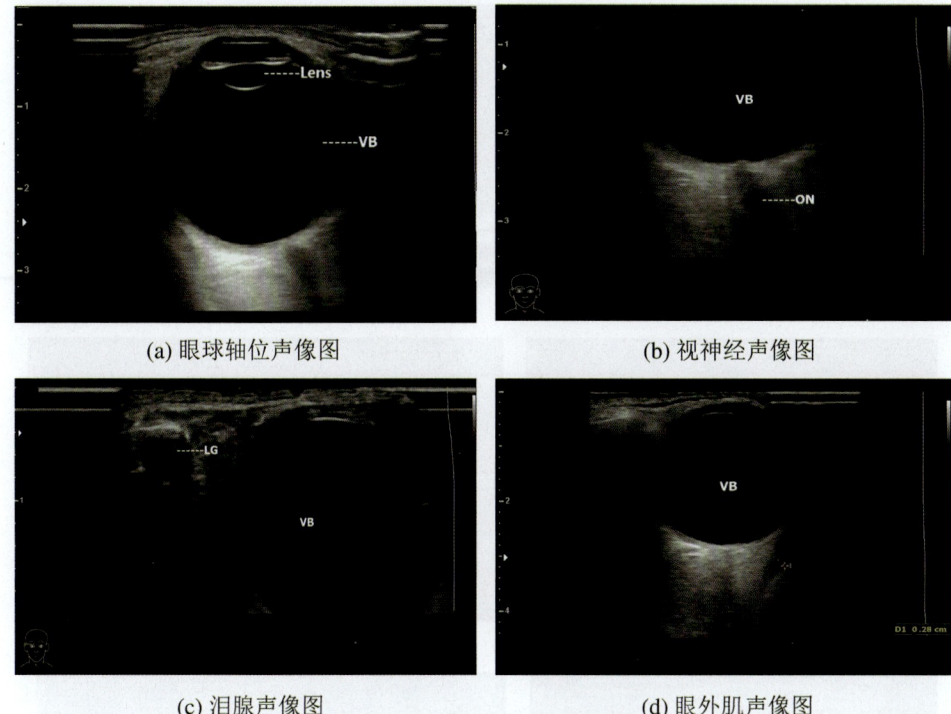

(a) 眼球轴位声像图　　　　　　　　　(b) 视神经声像图

(c) 泪腺声像图　　　　　　　　　　(d) 眼外肌声像图

图 10.3　正常眼部二维声像图

Lens:晶状体;VB:玻璃体;ON:视神经;LG:泪腺

（七）超声报告示范

超声所见:右眼轴长_____mm,前房_____mm,晶状体_____mm;左眼轴长_____mm,前房_____mm,晶状体_____mm。双眼晶状体透声_____,内(见/未见)异常高回声;玻璃体内回声_____,球壁回声(正常/异常),球后(见/未见)异常回声。

CDFI:视网膜中央动脉血流信号、血流频谱形态及血流速度(正常/异常)。

超声提示:_____。

三、实验注意事项

（1）眼球比较娇嫩,操作时手法要轻柔。避免过度加压使患者产生胀痛等不适状况,影响到检查的顺利进行。

（2）探头以及耦合剂应保持清洁。耦合剂使用量要少,减少与眼结膜接触的几率,避免造成对患者眼球的刺激。如耦合剂进入眼睑内,嘱患者用清水清洗眼部,有不适者可滴用抗生素眼药水。

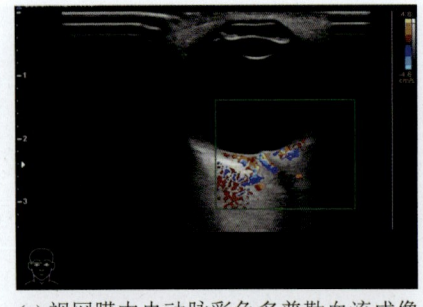
(a) 视网膜中央动脉彩色多普勒血流成像

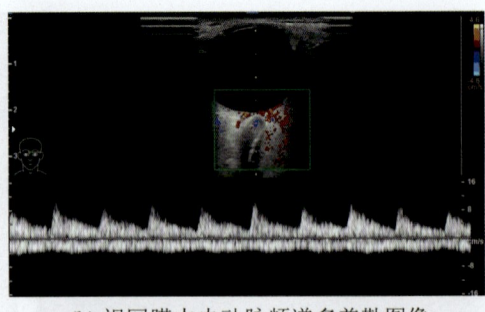
(b) 视网膜中央动脉频谱多普勒图像

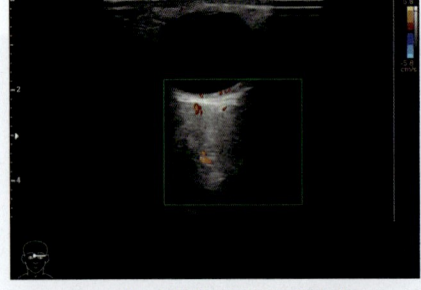
(c) 眼动脉多普勒血流成像

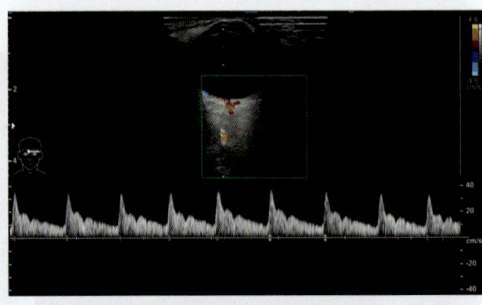
(d) 眼动脉频谱多普勒图像

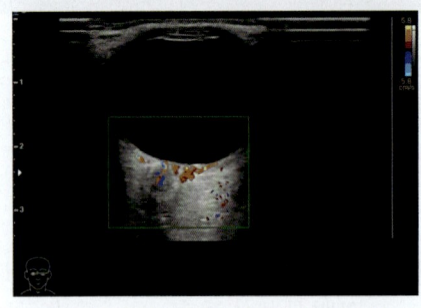
(e) 睫状后动脉彩色多普勒血流成像

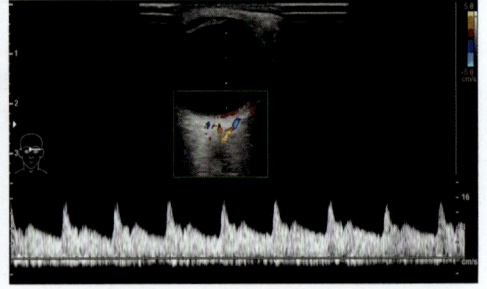
(f) 睫状后动脉频谱多普勒图像

图 10.4 眼部血管多普勒超声图像

（3）对有明确眼部急性炎症的患者，尤其是急性结膜炎，可待炎症消退后进行检查。急诊者在检查后应及时消毒仪器及探头，避免交叉感染。

四、思考题

（1）如何获得比较清晰准确的眼动脉血流图像及频谱数值？

（2）做眼部超声时，如何避免交叉感染？

五、知识拓展

眼部的超声生物显微镜(UBM)是一种超高频、无损伤的超声检查方法,可以在无创条件下清晰地显示虹膜、睫状体、晶状体赤道部和悬韧带、后房、周边玻璃体、眼外肌止端等结构,弥补了眼科其他检查方法的不足。UBM 与其他类型的超声检查有很多相似之处,最大的不同在于 UBM 的探头扫查部分的表面没有被膜覆盖,因此水浴检查法是获得理想图像的最佳办法。

第二节 涎 腺

一、实验目的

(1)了解涎腺超声检查的仪器条件。
(2)熟悉涎腺超声的检查准备、检查体位。
(3)掌握涎腺超声的检查方法、测量方法、正常超声表现及超声报告的书写规范。

二、实验内容

(一)检查准备

进行涎腺超声检查前,患者无需做特殊准备。

(二)检查体位

一般采取仰卧位,检查一侧腮腺时,患者头部转向另一侧。检查颌下腺、舌下腺时,应颈后垫枕,使头部后仰。

(三)超声仪器

(1)腮腺和颌下腺位置表浅,选用 7.0～14.0 MHz 的线阵探头。
(2)舌下腺位置较深,选用低频弧形探头,频率为 3.0～5.0 MHz。

(四)检查方法

(1)局部涂适量耦合剂使探头与皮肤密切接触,检查腮腺时,从咬肌前缘到胸锁乳突肌后缘下至颌下腺区做纵、横切面连续扫查,当检查下颌角周围的深部腮腺时,做斜切扫查。颌下腺和舌下腺分别在颌下和颏下做纵、横切面扫查,声束朝向口底。对病变部位可以做纵横切面的十字交叉法定位(见图10.5)。

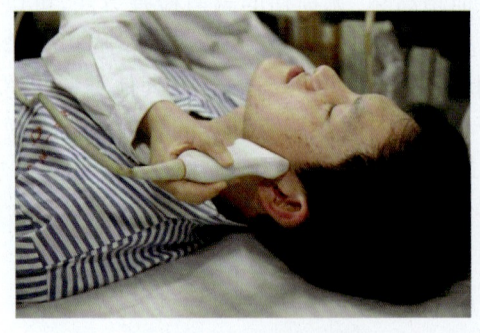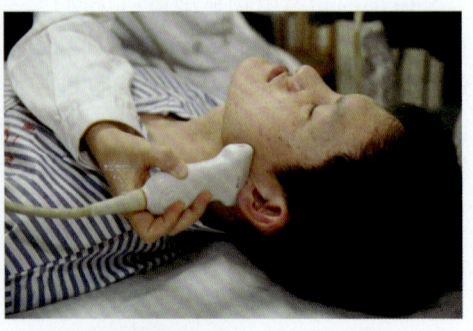

(a) 腮腺纵切面扫查示意图　　　　　　(b) 腮腺横切面扫查扫查示意图

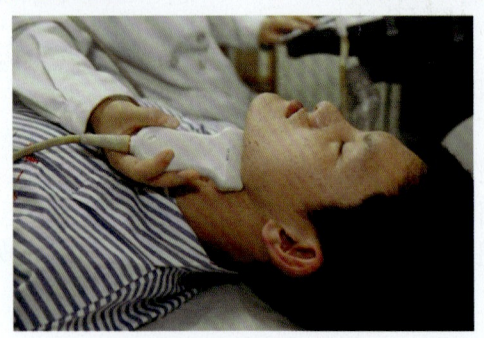

(c) 颌下腺扫查示意图

图 10.5　涎腺超声检查方法

(2) 做彩色多普勒检查时,探头应尽量轻置于皮肤表面,以免小血管受压,无法显示血流信号。做多普勒检查时应调整扫查方向,使声束与血管走行方向的夹角尽量小。

(五)测量方法

1. 腮腺上下径(长径)
取平行于耳郭的腮腺纵切面,测量其上下径。正常值为 50~60 mm。

2. 腮腺前后径(厚径)
取平行于耳郭的腮腺纵切面,测量其前后径。正常值为 15~20 mm。

3. 腮腺的左右径(宽径)
取腮腺的最大横切面,测量其左右径。正常值为 40~50 mm。

4. 颌下腺长径
取平行于下颌骨的最大切面,测量其上下径。正常值为 30~40 mm。

5. 颌下腺厚径

取平行于下颌骨的最大切面,测量其前后径。正常值为 15～20 mm。

6. 舌下腺宽径

取舌下腺最大斜冠状面,测量其左右径。正常值为 15～25 mm。

(六) 正常超声表现

腮腺纵切或横切,形态呈倒三角形,以下颌骨表面延长线为标志,把腺体分为深、浅两叶,腮腺内部呈均匀的高回声,比周围肌肉或脂肪回声相对强。正常腮腺导管在声像图上不易显示(见图 10.6)。

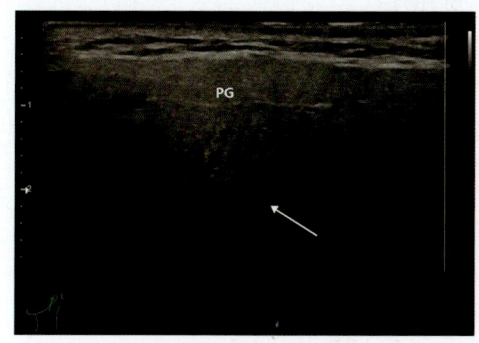 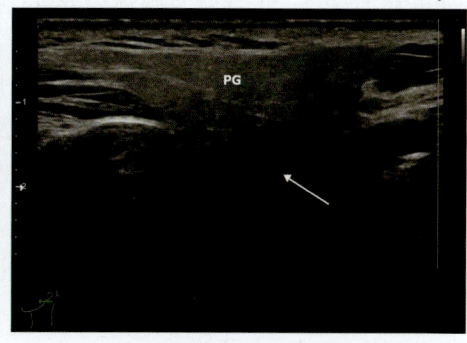

(a) 腮腺纵切面声像图　　　　　　(b) 腮腺横切面声像图

图 10.6　正常腮腺二维声像图

腮腺实质呈均匀高回声,浅叶显示边界清晰,深叶后缘(箭头所示)显示欠清;PG:腮腺

颌下腺呈三角形,内部为分布均匀的细小点状回声,回声强度与腮腺相近,边界清晰,无明显包膜。导管不扩张则不易显示(见图 10.7)。

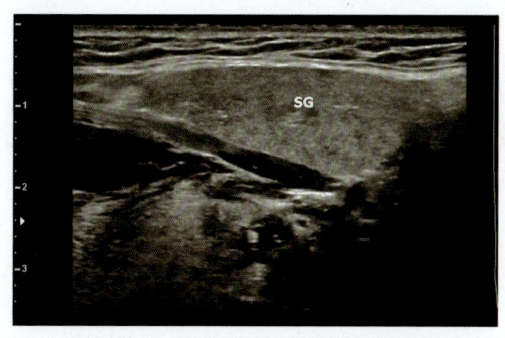

图 10.7　正常颌下腺二维声像图

SG:颌下腺

舌下腺呈椭圆形,左右两侧多有相连,形似马蹄,边界不易完整显示,内部回声与颌下腺相似。

涎腺实质内血流呈散在点状分布,动脉血流频谱呈高阻型。

（七）超声报告示范

超声所见:右腮腺长_____mm,厚_____mm,宽_____mm;左腮腺长_____mm,厚_____mm,宽_____mm;两侧腮腺外形(规则/不规则),边界(清楚/不清楚),内部回声(均匀/不均匀),颗粒(正常/增粗)。主导管及腺体内导管(正常/增粗)。

CDFI:两侧腮腺内血流信号(正常/丰富)。

右颌下腺长_____mm,厚_____mm;左颌下腺长_____mm,厚_____mm;两侧颌下腺外形(规则/不规则),边界(清楚/不清楚),内部回声(均匀/不均匀),颗粒(正常/增粗)。主导管及腺体内导管(正常/增粗)。

CDFI:两侧颌下腺内血流信号(正常/丰富)。

舌下腺宽_____mm,外形(规则/不规则),边界(清楚/不清楚),内部回声(均匀/不均匀),颗粒(正常/增粗)。主导管及腺体内导管(正常/增粗)。

CDFI:舌下腺内血流信号(正常/丰富)。

超声提示:_____。

三、实验注意事项

(1) 颈部为患者较为敏感的部位,在检查颌下腺时探头应轻接触皮肤,避免过度加压使患者产生呕吐等不适感觉,影响到检查的顺利进行。

(2) 在检测血流时,探头不当加压会导致血流信号减少、测值不准等误差。

(3) 常规进行两侧涎腺的对照性检查。

(4) 腮腺明显肿大时,可选择低频弧形探头进行扫查。

四、思考题

(1) 如果涎腺病灶过大,位置较深,应该如何获得完整的病灶轮廓?

(2) 在进行颌下腺扫查时,为何要避免过度加压?

五、知识拓展

涎腺刺激试验,可采用口含柠檬片或维生素 C 来进行,以观察腺体内部的导管和血管的动态变化,这对于疾病的诊断,例如舍格伦综合征患者,有一定的临床意义。

第三节　甲状腺和甲状旁腺

一、实验目的

（1）了解甲状腺和甲状旁腺超声检查的仪器条件。

（2）熟悉甲状腺和甲状旁腺超声的检查准备、检查体位。

（3）掌握甲状腺和甲状旁腺超声的检查方法、测量方法、正常超声表现及超声报告的书写规范。

二、实验内容

（一）检查准备

一般无需做特殊的准备。

（二）检查体位

患者取仰卧位，颈后垫枕，使头部后仰，充分暴露颈部，嘱患者平静呼吸。

（三）超声仪器

一般选用高档彩色多普勒超声诊断仪，采用高频线阵探头，频率为 5.0～10 MHz 或者更高。对于体积增大明显的甲状腺，可使用稍低频率的线阵探头，胸骨后甲状腺可采用凸阵探头。

（四）检查方法

1. 甲状腺

先做全面扫查，再对可疑区域重点扫查。单侧甲状腺肿块，可嘱患者面转向健侧，以充分暴露检查区域。可结合吞咽动作，观察肿块与甲状腺的关系。横切扫查，将探头置于颈前正中、甲状软骨下方，在相当于第 5 至第 7 颈椎水平，从上到下滑行扫查，直至甲状腺下极消失为止。纵切面扫查，可沿甲状腺左、右叶的长径扫查，由外向内或由内向外做一系列的纵切面滑行扫查。观察有无肿大、结节，观察结节的形态、边缘、大小，有无晕征、内部回声，后方回声有无衰减等，结节应测量上下径、左右径和前后径 3 条径线（见图 10.8）。

在灰阶检查的基础上，可进行彩色多普勒检查，探测甲状腺实质、甲状腺结节的血流状况,检查时应嘱病人浅呼吸和不做吞咽运动,以获取清晰的图像。

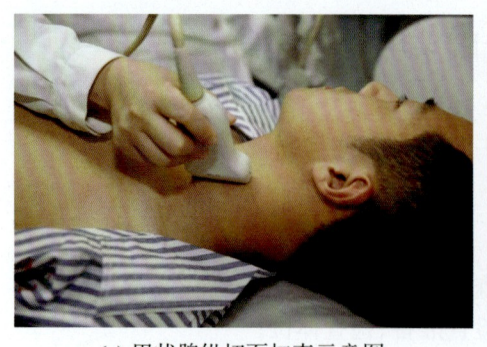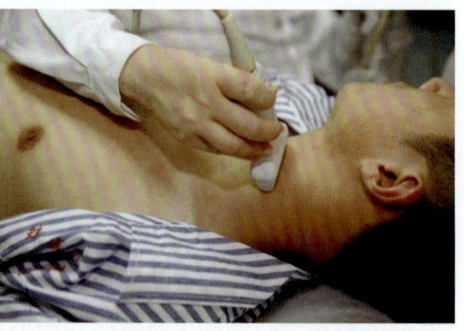

(a) 甲状腺纵切面扫查示意图　　　　　(b) 甲状腺横切面扫查示意图

图 10.8　甲状腺超声检查方法

2. 甲状旁腺

以甲状腺为透声窗,先自上而下对甲状腺进行横切扫查,在甲状腺内后方寻找甲状旁腺,再纵切扫查甲状腺,注意甲状腺下极周围组织。

由于甲状旁腺位置较深,使用的探头频率相对较低。尽可能扩大扫查的范围,对于可能出现甲状旁腺异位的区域仔细扫查,例如颈动脉鞘内、食管后、胸骨上窝等部位。

(五) 测量方法

1. 甲状腺

(1) 甲状腺长径:取仰卧位最大纵切面测量上下径。正常值为 40~60 mm。在纵切面测量甲状腺上下径时如有困难,可使用宽景成像功能或使用低频率的凸阵探头。

(2) 甲状腺横径和前后径:取仰卧位最大横切面测量左右径以及前后缘之间的距离。横径的正常值为 15~20 mm,前后径不大于 20 mm。

(3) 甲状腺峡部厚度:取仰卧位标准甲状腺横切面峡部最厚处。垂直于甲状腺峡部横轴,测量甲状腺峡部前缘与后缘之间的垂直距离。正常值为 2~4 mm。

2. 甲状旁腺

取仰卧位,获取甲状旁腺横切面与纵切面,分别测量 3 条径线。其体积正常值约为 5 mm×3 mm×1 mm。

(六) 正常超声表现

1. 甲状腺

两侧叶前方为低回声的胸骨舌骨肌和胸骨甲状肌,外前方为胸锁乳突肌。甲状腺的后外方为颈总动脉和颈内静脉,峡部的后方为气管,表现为弧形强回声,后方回声衰减。

颈前正中横切面探查时,甲状腺呈马蹄形或蝶形;纵切面扫查时,呈上窄下宽的锥形。

甲状腺周围有由甲状腺固有膜和甲状腺假被膜形成的薄层高回声带,光滑、整齐、边界清晰。

正常甲状腺实质的回声一般呈细小密集、均匀分布的中等回声(略低于正常肝脏回声)。甲状腺结节的回声水平分为极低回声(低于颈前肌)、低回声(高于颈前肌低于甲状腺实质)、等回声(与甲状腺实质回声相当)和高回声(高于甲状腺实质回声)。判断甲状腺实质的回声,以邻近的胸锁乳突肌为参照(见图 10.9(a))。

彩色多普勒超声显像时,甲状腺内部显示稀疏分布的点状血流信号,能显示甲状腺上、下动脉(图 10.9(b))。

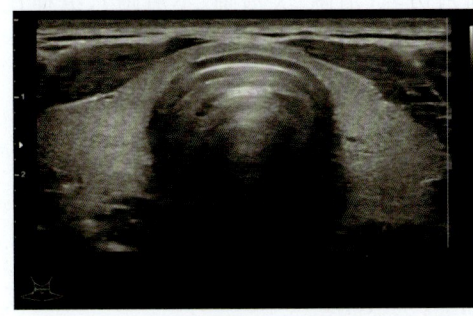

|(a) 正常甲状腺二维声像图|(b) 甲状腺彩色多普勒血流成像|

图 10.9　正常甲状腺声像图

(图(a)显示颈前正中横切面,甲状腺呈马蹄形,其内部回声高于邻近的颈部肌回声;图(b)显示甲状腺内见稀疏分布的点状、条状血流信号)

2. 甲状旁腺

正常甲状旁腺由于体积小,回声低,与周围组织不能形成良好的反射界面,因此超声不易显示。正常甲状旁腺呈扁圆形,左右各两个,回声与甲状腺相近或略低。彩色多普勒显示内部一般无明显血流信号。

3. 甲状腺血管

甲状腺上动脉较下动脉容易显示,呈细等号回声,平均内径为 2 mm,位置表浅,为单向搏动性动脉血流频谱。甲状腺的三对静脉呈连续性低幅频谱(见图 10.10)。

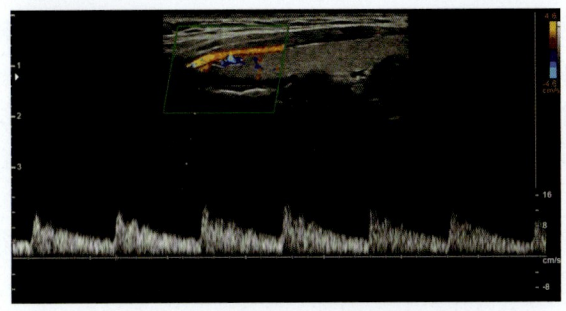

图 10.10　甲状腺上动脉频谱多普勒

（七）超声报告示范

超声所见:甲状腺大小:左侧叶厚_____mm,宽_____mm, 长_____mm;右侧叶厚_____mm,宽_____mm,长_____mm。峡部厚度_____mm。两侧甲状腺外形(正常/增大/缩小),边界(清楚/不清楚),包膜完整,表面平滑,甲状腺实质回声(正常/欠均匀),颗粒(正常/增粗)。

CDFI:甲状腺内部血流信号(正常/丰富)。

甲状腺(左侧叶/峡部/右侧叶)(上极/中部/下极)见_____枚前后径_____mm×左右径_____mm×长径_____mm 的(低回声/高回声/等回声/混合性回声/囊性回声),形态(规则/欠规则/不规则),边界(清晰/欠清晰/不清晰),纵横比(大于/小于)2,其内(见_____mm的/未见)强回声钙化。

CDFI:病灶内部见(丰富/不丰富)血流信号,频谱示动脉阻力指数_____。

超声提示:_____。

三、实验注意事项

颈部为患者较为敏感的部位,在检查甲状腺时探头应轻度接触皮肤,避免过度加压使患者产生呕吐感等不适感觉,影响到检查的顺利进行。

四、思考题

(1) 当颈部甲状腺实质深面区域出现肿块时,如何确定肿块来源于甲状腺?肿块还有可能来源于什么部位?

(2) 甲状旁腺超声检查出现假阳性的原因有哪些? 可出现哪些假阳性表现?

五、知识拓展

甲状腺结节的三维彩色血管能量成像检查是一种新的检查方法,有学者认为,此项检查技术能更形象、直观地显示细小低速的新生血管,具有较高的敏感性,可区分良恶性结节的血管成像特点,为临床诊断提供更可靠的信息。

甲状腺的弹性成像可以分别测定甲状腺组织和甲状腺内部结节的弹性系数,算出两者的比值,认为结果大于 4 时则提示结节有恶性的可能,有一定的特异性和敏感性。

对于甲状腺结节的超声造影方面,目前国内外许多专家做了很多研究,对于发现低血供的恶性肿瘤有一定的诊断意义,但造影对甲状腺结节良恶性的定性意义不大。甲状腺结节的超声造影和弹性成像一样,都有待于进一步的临床研究。

目前,超声引导下甲状腺穿刺活检是一种安全有效的方法,它可诊断甲状腺结节的良恶性,从而指导临床医师进行下一步治疗。

第四节　乳　　腺

一、实验目的

(1) 了解乳腺超声检查的仪器条件。
(2) 熟悉乳腺超声的检查准备、检查体位。
(3) 掌握乳腺超声的检查方法、测量方法、正常超声表现及超声报告的书写规范。

二、实验内容

(一) 检查准备

(1) 检查前,患者无需做特殊准备。
(2) 检查前应避免乳管镜检查和肿块穿刺活检,以免气体、出血等因素干扰诊断。

(二) 检查体位

1. 仰卧位
为常规采用的体位。适用于乳房体积较小,乳腺肿块定位者。检查前双手上举至头部两侧,充分暴露乳房区域。

2. 侧卧位
乳房如果比较松弛,病变靠外侧,仰卧位则不能全部包含乳腺病变,可采取侧卧位。

3. 坐位
如果肿块在患者站立时容易触诊,可采取坐位检查。

(三) 超声仪器

(1) 常规使用 7.5~12 MHz 的高频线阵探头,若病变位置表浅,可适当提高探头频率。对于乳腺较为丰满,乳腺有较大的肿块、有填充物者等可采用 5.0 MHz 的探头。

（2）在满足一定深度的前提下，尽可能选择最高频率进行检查，以提高图像的分辨力。仪器的聚焦点应置于病灶所在层面，体积较小的肿块可以选择局部放大。

（3）在进行彩色多普勒检查时将标定的最大血流速度范围调低，适当增加彩色增益，以不出现杂波为宜。

（4）脉冲多普勒检查时取样容积宽度应小于所在血管管径的 1/3，取样容积尽可能小。

（四）检查方法

每位检查者应按照固定顺序进行扫查，对于乳腺区域的检查要做到全覆盖，不遗漏，两种扫查方法如下。

（1）以乳头为中心向外做辐射状扫查，按照顺时针或逆时针顺序（见图 10.11(a)）。

（2）先横切后纵切，自上而下，从左到右连续性扫查（见图 10.11(b)）。

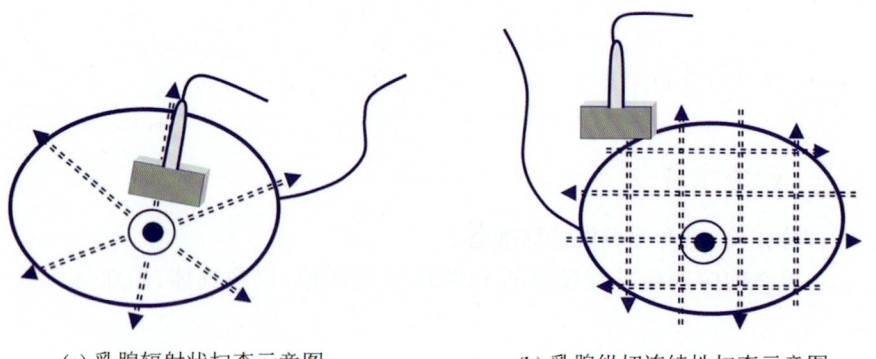

(a) 乳腺辐射状扫查示意图　　　　(b) 乳腺纵切连续性扫查示意图

图 10.11　乳腺超声检查方法

扫查时可以两种扫查方法同时运用，每个切面都要扫查到乳腺结构完全消失，并且每次扫查范围应有重叠，不留空隙。在检查乳头及乳晕深部区域时，适当加压，增加耦合剂或将探头放于乳头旁，探头斜切，使声束以锐角进入乳晕深面。扫查乳腺外上方时要注意乳腺腋尾部的检查。最后应该扫查双侧腋窝处，查看是否有副乳组织和淋巴结，沿腋动、静脉长轴和短轴多切面扫查，向外扫查至上臂侧近端，向内扫查至胸壁。

（五）测量方法和肿块的定位

通常在乳腺的外上象限处选取乳腺腺体最厚处的纵横切面，测量乳腺的最大前后径即厚度，但由于女性乳房大小差异较大，尚无统一的正常值标准，以下为乳腺肿块的测量方法和肿块定位。

1. 乳腺肿块的大小测量

包括最长径和与之垂直的切面上测量出来的左右径和前后径。如果低回声肿

块边缘有强回声晕,其径线测量要包括周边回声增强的不规则外缘,不能只限于低回声。导管的管径应在乳头下方导管长轴断面上测量主导管的宽度,一般小于 3 mm。

2. 肿块的定位

(1)解剖层次定位:超声检查时首先应确定肿块是来源于腺体层,还是皮肤、皮下脂肪层或胸壁层;还要确定肿块距离皮肤或胸壁的距离。

(2)象限定位法:以乳头为中心,通过乳头的水平线和垂直线将乳腺分为内上,外上,内下,外下象限。乳头和乳晕所在区域为中央区,外上方延伸到腋窝的称为腋尾部。多用于较大肿块的描述。

(3)时钟定位法:以乳头为中心,参照 12 时制时钟表盘形式进行描述,按照病变位于几点钟处和距离乳头的距离描述,按顺时针方向定位。时钟定位法目前是临床最常用的描述乳腺病变位置的方法。

(六)正常超声表现

1. 二维超声

超声可以清晰地显示乳腺及其周围组织的解剖结构:乳头、皮肤、皮下组织、乳腺腺体、腺体后脂肪和胸大肌。

乳头,为均匀的中等回声,后方伴声影。皮肤,呈两条细线状强回声和夹在中间的真皮形成的中等水平回声带。正常厚度小于 2 mm。皮下脂肪层,脂肪小叶为低回声,有细线状强回声被膜,Cooper 韧带表现为中等回声的条索状回声,一端连于皮肤和浅筋膜浅层,一端连于浅筋膜深层。乳腺腺体,腺体的厚度和回声个体差异较大,回声比皮下脂肪层强。乳腺小叶和导管呈低回声,乳腺导管从乳晕呈放射状深入腺体内,宽度一般小于 3 mm。腺体后脂肪,通常比皮下脂肪薄,部分腺体后脂肪突入腺体层内,会造成类似肿块的假象。胸大肌,表现为均匀实质性低回声,可显示肌纤维的纹理,肌筋膜为线状强回声,连续光滑。肋骨呈薄片状强回声,后方回声衰减,肋软骨横切呈椭圆形低回声,边界清晰。正常腋窝淋巴结,呈椭圆形,纵横比大于 2,皮质部呈低回声,皮质较薄,皮髓质分界清晰(见图 10.12)。

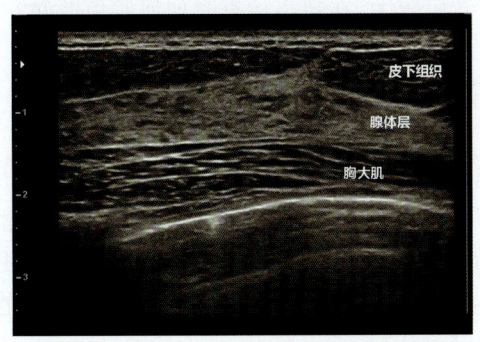

图 10.12　正常乳腺声像图

2. 多普勒超声

乳头附近的血管比较丰富,乳腺的血管走行与 Cooper 韧带的走行方向平行。

(七) 超声报告示范

超声所见:右乳腺体层厚_____mm,左乳腺体层厚_____mm,腺体回声(均匀/不均匀),颗粒(正常/增粗),内(见/未见)典型占位灶,导管(未见明显扩张/导管内径_____mm)。

CDFI:两侧乳腺内部血流信号(正常/丰富)。

(左/右)乳_____点钟(腺体层/皮肤层/皮下脂肪层/胸壁)距离乳头_____mm 处见_____枚前后径_____mm×左右径_____mm×长径_____mm 的(低回声/高回声/等回声/混合性回声/囊性回声),形态(规则/欠规则/不规则),边界(清晰/欠清晰/不清晰),边缘呈(分叶状,角状)改变,内(见_____mm 的未见)强回声钙化。

CDFI:病灶内部血流信号(丰富/不丰富),频谱示动脉阻力指数_____。

超声提示:_____。

三、实验注意事项

(1) 探头应轻放于皮肤上,不宜加压,以免改变肿块形态、位置等,特别在检查肿块内血流时,加压会使小血管难以显示。

(2) 扫查要全面,切面之间相互覆盖,不要有遗漏区域,多种扫查手法相结合。

(3) 多询问病史,结合临床及其他检查结果,避免漏诊。

四、思考题

(1) 对于乳腺肿块的彩色多普勒检查,应注意哪些方面?

(2) 如果患者的乳房较大,在超声检查时如何避免遗漏?

五、知识拓展

乳腺超声弹性成像是通过获得肿块与周围组织的相对硬度信息对肿块的性质进行评价。彩色超声弹性成像鉴别乳腺肿瘤良恶性的准确性比彩色多普勒超声高,但仍然存在一定的误诊率。也有专家认为超声弹性成像只能客观评价乳腺肿块的硬度,并不能直接判断肿块的病理性质。对于超声检查性质不明确的肿块可以采取超声引导下的穿刺活检。

第五节　阴　　囊

一、实验目的

（1）了解阴囊超声检查的仪器条件。

（2）熟悉阴囊超声的检查准备、检查体位。

（3）掌握阴囊超声的检查方法、测量方法、正常超声表现及超声报告的书写规范。

二、实验内容

（一）检查准备

（1）检查前，患者无需做特殊准备。

（2）检查前适当充盈膀胱以利于盆腔内隐睾的寻找。

（二）检查体位

1. 仰卧位

仰卧位为常规采用的体位。患者受检时充分暴露阴囊部位，用布或纸垫高阴囊或嘱患者向上提拉阴茎，使阴囊位置上移，以便于扫查。

2. 站立位

隐睾、精索静脉曲张和斜疝的探测应取站立位。

（三）超声仪器

常规使用 7.0～14 MHz 的高频线阵探头，阴囊明显肿大时可选用 3.5～5.0 MHz 的凸阵探头。

（四）检查方法

按顺序扫查阴囊壁、睾丸、附睾、附件、鞘膜腔及精索的形态和内部回声，多切面扫查，两侧对照观察。嘱患者做 Valsalva 动作，以帮助精索静脉曲张和隐睾的诊断。为避免高频探头在做多部位扫查中发生交叉感染，在阴囊扫查时，应在探头上套一个极薄的塑料袋，并在塑料袋与探头之间涂适量的耦合剂（见图 10.13）。

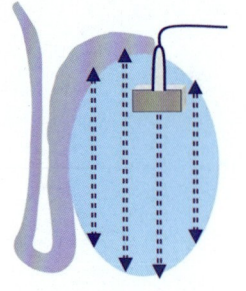 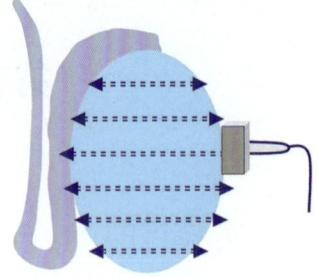

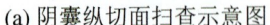

(a) 阴囊纵切面扫查示意图 (b) 阴囊横切面扫查示意图

图 10.13　阴囊超声检查方法

（五）测量方法

1. 睾丸长径
取睾丸的最大纵切面,测量睾丸的长径。正常值为 35~45 mm(成人)。

2. 睾丸厚径
取睾丸的最大横切面,测量睾丸的厚径。正常值为 18~25 mm(成人)。

3. 睾丸宽径
取睾丸的最大横切面,测量睾丸的宽径。正常值为 20~30 mm(成人)。

4. 附睾厚径
取附睾的最大纵切面,分别测量头部、体部和尾部的厚径。正常值:头部厚径小于 10 mm;体部厚径为 2~5 mm;尾部厚径小于 8 mm。

（六）正常超声表现

1. 二维超声
阴囊壁,呈厚度均匀的中等回声。睾丸,纵切呈卵圆形,横切呈近圆形,包膜光滑,实质回声分布均匀,呈中等回声。在睾丸门处可见增厚的白膜-睾丸纵隔,纵切面呈条索状,横切面呈点状,呈高回声(见图 10.14)。

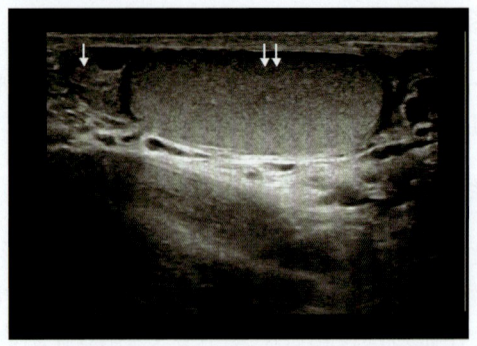

图 10.14　正常睾丸纵切面声像图
↓↓:睾丸;↓:附睾

附睾,位于睾丸的后外侧,纵切面头尾部膨大,体部狭小,横切面呈扁圆或者圆形。头部呈中等回声,体尾部回声略低于睾丸回声。

睾丸附件,睾丸的表面,贴近附睾头处,有时可见一个呈中等回声凸起的小结构,即为睾丸附件。有时在附睾头部顶端可见一个小的囊状结构,为附睾附件。

鞘膜腔,正常情况下,睾丸鞘膜腔内有少量液体。

精索,纵切面呈条索状,横切面呈圆形。精索内可见管道状结构,上段平直,下段弯曲。精索呈高回声,分布不均匀。

2. 多普勒超声

睾丸动脉分支呈放射状分布,自睾丸门进入睾丸。包膜动脉穿行于包膜下,以两侧边缘容易显示。睾丸周围和实质内可见星点状或条状血流。平静呼吸时精索静脉不易显示,深吸气时可见血液回流。睾丸动脉及其分支频谱多普勒均表现为低速低阻型(见图 10.15,图 10.16)。

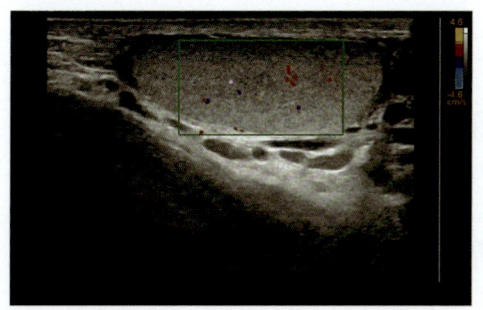

图 10.15　睾丸彩色多普勒血流成像

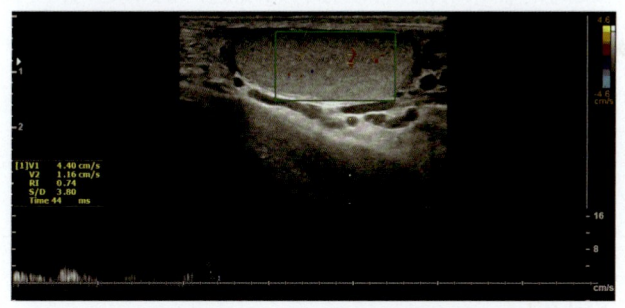

图 10.16　睾丸频谱多普勒

(七) 超声报告示范

超声所见:右侧睾丸厚_____mm,宽_____mm,长_____mm;左侧睾丸厚_____mm,宽_____mm,长_____mm;外形(正常/增大/缩小),包膜光滑,睾丸实质回声(均匀/不均匀)。

CDFI:睾丸内部血流信号(正常/增多/减少)。

右侧附睾厚度:头部_____mm,体部_____mm,尾部_____mm。左侧附睾厚度:头部_____mm,体部_____mm,尾部_____mm。

超声提示:_____。

三、实验注意事项

(1)阴囊为患者较为敏感的部位,检查时应注意方式方法,保护患者隐私,保持检查室的封闭管理,态度严肃认真,让患者放松情绪,积极配合检查。

(2)检查时动作轻柔,探头应轻度接触阴囊,避免过度加压使患者产生胀痛等不适,影响到检查的顺利进行。

(3)扫查阴囊时,要两侧对照检查,当阴囊内未探查到睾丸回声时,应在腹股沟管和腹腔等部位寻找。

四、思考题

(1)临床上引起阴囊肿大的原因有哪些?
(2)如何鉴别肿块是否来源于睾丸?

五、知识拓展

超声弹性成像可以较准确的评价睾丸病变的相对弹性硬度,对睾丸良恶性病变的鉴别诊断有较高的临床价值,可以弥补常规超声的不足,弹性成像有望为临床检测阴囊及周边组织硬度提供一种无创、可靠的影像学新指标。

第六节　浅表淋巴结

一、实验目的

(1)了解浅表淋巴结超声检查的仪器条件。
(2)熟悉浅表淋巴结超声的检查准备、检查体位。
(3)掌握浅表淋巴结超声的检查方法、测量方法、正常超声表现及超声报告的书写规范。

二、实验内容

（一）检查准备

检查前,患者无需做特殊准备。

（二）检查体位

（1）扫查颈部淋巴结,患者仰卧,颈下或肩下垫枕以充分暴露颈部,检查一侧颈部时,嘱患者面朝对侧转头,以便扫查。

（2）扫查腋窝淋巴结,扫查侧上肢上举外展,充分暴露腋窝部位。

（3）扫查腹股沟淋巴结,扫查侧下肢外展外旋,充分暴露受检查部位。

（三）超声仪器

常规使用 7～15 MHz 的高频线阵探头,调节仪器使正常淋巴结结构清晰显示。

（四）检查方法

（1）颈部淋巴结扫查,首先将探头横切置于下颌下方扫查颏下和下颌下淋巴结,侧动探头进行扫查,向上侧动探头时尽量使声束朝向头侧以显示被下颌体遮盖的部分下颌下淋巴结。然后从腮腺下方开始,沿着颈内静脉和颈总动脉自上而下横切面扫查,直至锁骨区域,探头向后外侧移动在胸锁乳突肌和斜方肌间再自下而上扫查至乳突。扫查过程中横切与纵切方法配合使用,切面之间区域重叠,避免遗漏区域(见图 10.17)。

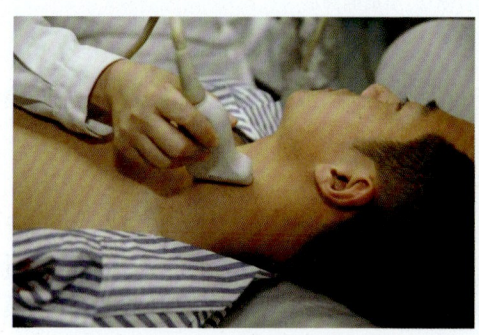
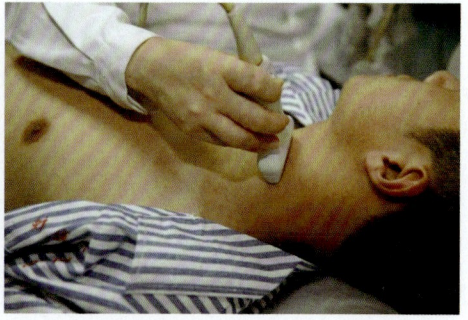

(a) 颈部淋巴结纵切面扫查示意图　　　(b) 颈部淋巴结横切面扫查示意图

图 10.17　颈部淋巴结超声检查方法

（2）检查大血管周围的淋巴结,沿血管的走行方向进行纵切和横切扫查。

（3）软组织内淋巴结，根据各区域软组织的解剖特征进行扫查。

（4）当发现可疑淋巴结时，对可疑淋巴结多切面扫查，观察其解剖位置、形态、大小、边缘表现、皮质回声、皮髓质分界的情况及淋巴门结构等，随后进行彩色多普勒和频谱多普勒检查。

（五）测量方法

纵切淋巴结，取最大纵切面，测量其长径和厚径。正常值：长径可超过 30 mm，大多数厚径小于 5 mm，长径与厚径之比大于 2。

（六）正常超声表现

1. 二维超声

正常浅表淋巴结纵切呈扁椭圆形，横切呈椭圆形，包膜薄而光滑，呈高回声，位于淋巴门的一侧凹陷，另一侧膨凸。包膜下为低回声的皮质，中央髓质呈条带状高回声，髓质与淋巴门和包膜延续，正常淋巴结皮髓质分界清晰（图 10.18）。

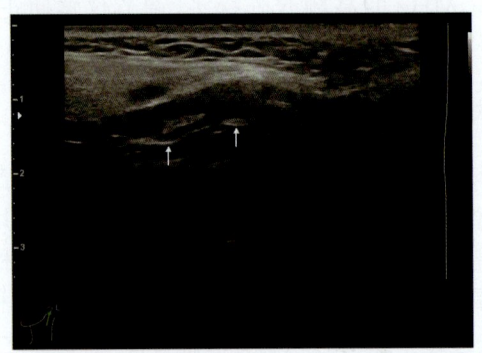

图 10.18 正常颈部淋巴结声像图

颈部淋巴结（箭头所示）纵切，呈扁椭圆形

2. 多普勒超声

正常皮质内血流不易显示，髓质和淋巴门可见点状或条状血流，频谱多普勒检测，动脉血流呈低速低阻型。

（七）超声报告示范

超声所见：淋巴结厚_____mm，长_____mm，外形（规则/不规则），边界（清晰/不清晰），纵横比（大于/小于2，皮质部（增厚/不增厚），皮髓质分界（清晰/模糊/欠佳），淋巴门（正常/偏心/显示不清）。

CDFI：淋巴结内部血流信号（正常/丰富），频谱示动脉阻力指数_____。

超声提示：_____。

三、实验注意事项

浅表淋巴结的扫查要细致,纵切和横切扫查配合使用,当发现可疑淋巴结时,对可疑淋巴结应多切面、多角度观察,同时观察淋巴结周围软组织是否有水肿和相互融合的情况。

四、思考题

(1) 淋巴结反应性增生的超声图像特点有哪些?恶性淋巴结肿大的鉴别要点是什么?

(2) 在不同部位的正常浅表淋巴结的超声表现是否一致?

五、知识拓展

彩色能量多普勒可以显著增强血流的多普勒信号,使原来传统彩色多普勒不能检测到的小血管也可以显示出来,但仍无法显示毛细血管水平的灌注情况。超声造影技术在淋巴结检查中的应用,可以实现在更精细的水平上对淋巴结病变的血流特征进行评估,从而对诊断淋巴结肿大的原因提供更多的信息。

（石彦　彭梅　张顺花）

第十一章　肌骨骨关节系统超声检查技术

第一节　肌　肉

一、实验目的

（1）了解肌肉超声检查的仪器条件。

（2）熟悉肌肉超声的检查准备、检查体位。

（3）掌握肌肉超声的检查方法、测量方法、正常超声表现及超声报告的书写规范。

二、实验内容

（一）检查准备

肌肉超声检查一般无需做特殊的准备，让受检者在肌肉松弛状态下观察即可。需要了解肌肉的收缩功能时，可指导患者做相应部位的主动或被动运动。

（二）检查体位

进行肌肉检查时，可以根据不同部位的肌肉，采用相应的体位。采用的体位包括坐位、仰卧位、俯卧位。体位的选择是要让检查部位的肌肉充分暴露并放松。同时兼顾患者和操作者双方体位的自然舒适，并便于随时进行双侧对比扫查。

（三）超声仪器

根据所需检查的肌肉深度和体积，选择相应的超声探头。探头一般采用 7.0～10 MHz 的线阵探头，浅表肌肉可采用 6.0～15 MHz 的线阵探头，对于深部肌肉选择 3.0～9.0 MHz 的线阵探头，偶尔需要选择 5.0 MHz 的凸阵探头。

（四）检查方法

1. 肌肉长轴观

将探头放置在肌肉的长轴上，使声束与肌纤维垂直，左右侧动探头，使整束肌肉被连续显示（见图 11.1(a)，图 11.1(c)）。

2. 肌肉短轴观

在肌肉长轴观的基础上将探头旋转 90°。从肌腱开始向肌腹平移，扫查时，尽量保持肌纹理与声束垂直（见图 11.1(b)，图 11.1(d)）。

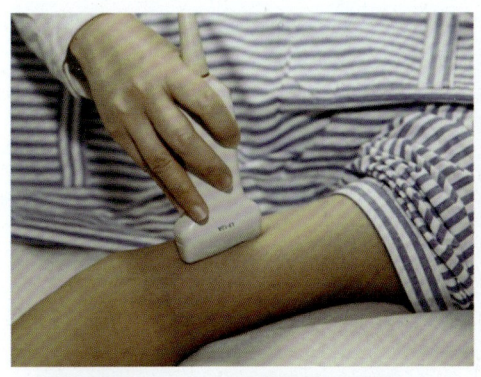

(a) 肱二头肌长轴切面扫查示意图

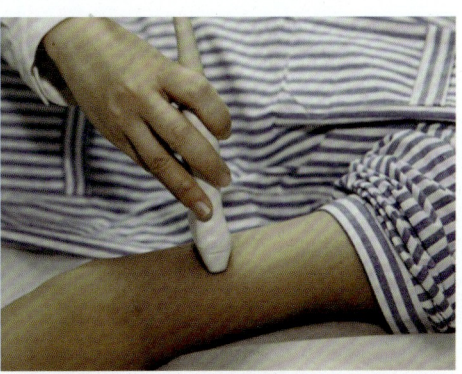

(b) 肱二头肌短轴切面扫查示意图

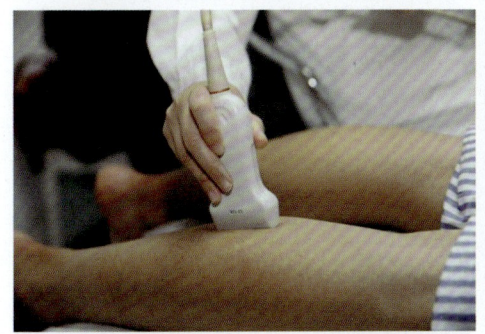

(c) 腓肠肌长轴切面扫查示意图

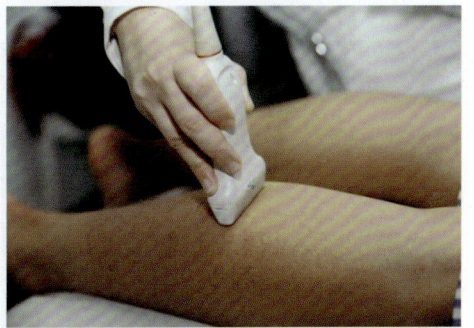

(d) 腓肠肌短轴切面扫查示意图

图 11.1　肌肉超声检查方法

（五）正常超声表现

正常肌肉整体呈现为低回声，肌束膜、肌外膜和肌间隔均呈强回声，长轴切面肌肉表现为低回声背景下，间隔均匀分布的平行的线状高回声，呈羽毛或树叶状的纹理；短轴切面呈现为低回声背景上的均匀分布的点状高回声，依据不同部位呈圆形、椭圆形、凸透镜状或不规则形（见图 11.2）。

在肌肉主动或被动收缩过程中，肌肉的厚度、横截面积以及回声会发生改变。四肢肌肉的体积、回声，与运动状态和年龄相关。年轻人相应肌肉体积增大，肌束增粗,肌肉整体回声偏低,老年人肌肉体积缩小,肌肉内脂肪组织的沉积和含水量的增加,使得肌肉回声有所增加。

(六)超声报告示范

超声所见:肱二头肌束走行正常,线状高回声的肌束膜回声完整,肌纤维呈低回声,清晰连续,未见异常回声,可主动运动。

CDFI:内可见点状及短棒状血流信号。

超声提示:_____。

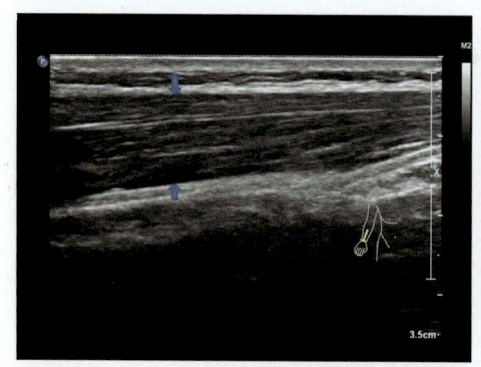

(a) 指长伸肌(单羽状)声像图(箭头)

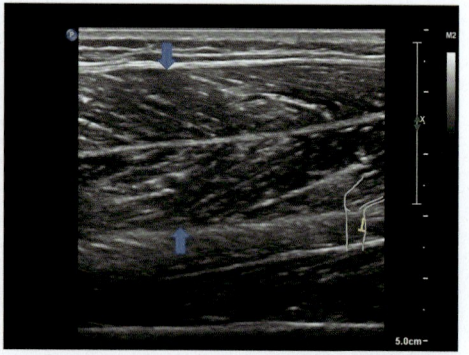

(b) 腓肠肌内侧头与比目鱼肌(双羽状)声像图(箭头)

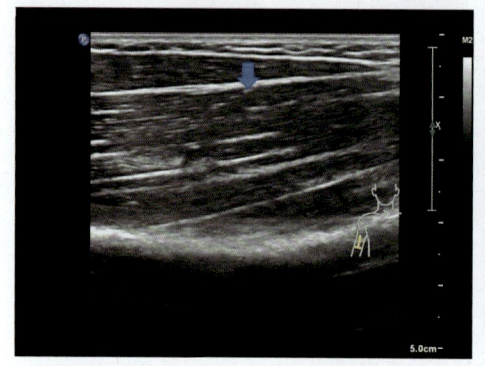

(c) 肱二头肌(环羽状)声像图(箭头)

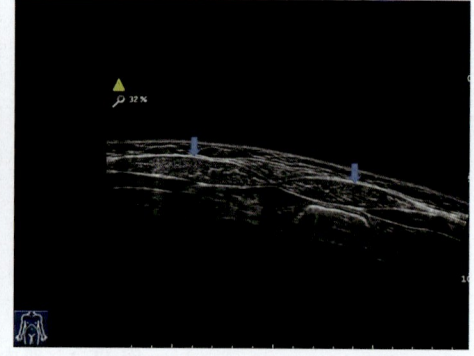

(d) 腹直肌短轴(椭圆形)声像图(箭头)

图 11.2　正常肌肉声像图

三、实验注意事项

肌肉超声检查对于手法和操作技巧有一定的要求,扫查过程中需要保持声束与肌肉平面垂直,以减少各向异性伪像的干扰。测量肌肉厚度和横截面积时,除注意声束垂直外,还应保持探头轻置,避免加压影响肌肉的形态。

四、思考题

(1) 长轴切面扫查如何能完整显示肌束的全貌?
(2) 判断肌纤维完整性可采取哪些辅助措施?

五、知识拓展

超声造影和弹性成像技术目前主要用于科研需求,尤其是弹性成像,发展得很快,但是其可靠性和重复性尚需深入的临床研究。

第二节　肌　　腱

一、实验目的

(1) 了解肌腱超声检查的仪器条件。
(2) 熟悉肌腱超声的检查准备、检查体位。
(3) 掌握肌腱超声的检查方法、测量方法、正常超声表现及超声报告的书写规范。

二、实验内容

(一) 检查准备

肌腱超声检查一般无需做特殊的准备,让受检者在肌腱松弛及运动状态下进行观察即可。

(二) 检查体位

肌腱与肌肉的数量对应关系有多种,检查肌腱时,根据不同部位,可以采用相应的体位。采用的体位包括坐位、仰卧位、俯卧位。体位的选择是要让检查部位的肌腱在骨关节附着处充分暴露。同时兼顾患者和操作者双方体位的自然舒适,并便于随时进行双侧对比扫查。

（三）超声仪器

根据所需检查的肌腱深度和体积,选择相应的超声探头。探头一般采用7.0～10 MHz的线阵探头,浅表肌腱可采用6.0～15 MHz的线阵探头,对于深部肌腱选择3.0～9.0 MHz的线阵探头,偶尔需要选择5.0 MHz的凸阵探头。

（四）检查方法

1. 肌腱长轴观

将探头放置在肌腱的长轴上,使声束垂直于肌腱,左右侧动探头(见图11.3(a),图11.3(c))。

2. 肌腱短轴观

在肌腱长轴观的基础上将探头旋转90°。从肌腹开始向肌腱平移,扫查时尽量保持肌腱纹理与声束垂直(见图11.3(b),图11.3(d))。

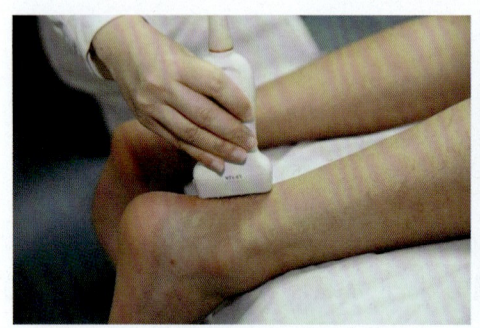
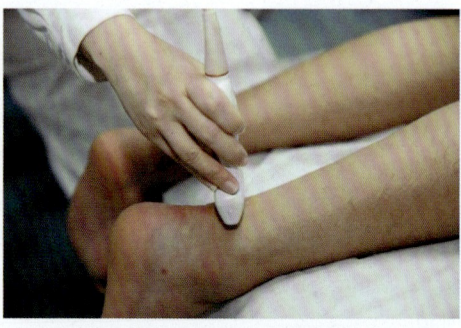

(a) 跟腱长轴切面扫查示意图　　　　(b) 跟腱短轴切面扫查示意图

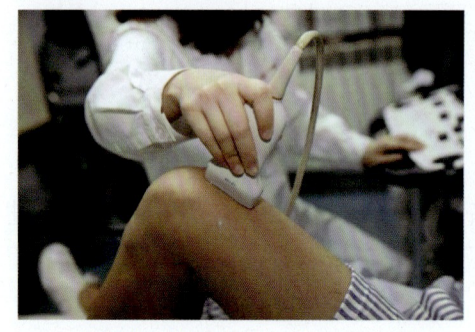
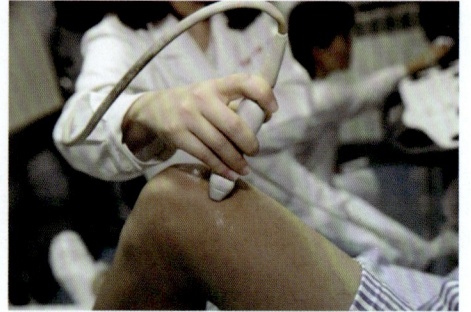

(c) 股四头肌肌腱长轴切面扫查示意图　　　　(d) 股四头肌肌腱短轴切面扫查示意图

图 11.3　肌腱超声检查方法

（五）正常超声表现

正常肌腱纵切面呈条索样结构,其内纤维结构清晰,呈相互平行的强回声线,这种线状回声的数目可随探头频率的增加而增加,在肌腱的末端附着于骨骼处,常

呈尖锐的鸟嘴样或笔尖样,肌腱的回声强度略高于肌肉(见图 11.4)。横切面肌腱可显示为圆形、椭圆形或三角形(见图 11.5),肌腱的横切面形态在人体长期运动后可发生变化。

对于有腱鞘的肌腱,由于腱鞘内含有少量液体,横切面腱鞘显示为肌腱周围的无回声晕环;对于没有腱鞘的肌腱,则显示为肌腱周围的线状偏高回声。

(六)超声报告示范

超声所见:肌腱与肌腹(连续/不连续),呈条形高回声,纹理(清晰/不清晰),(未见/可见)撕裂,(未见/可见)增粗,腱鞘(未见/可见)增厚,腱鞘内(未见无回声区/可见深度为_____mm 无回声区)。

CDFI:肌腱内(可见　未见)点状血流信号。

超声提示:_____。

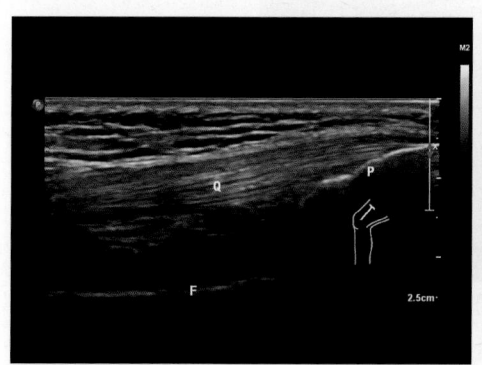

(a) 股四头肌肌腱长轴切面声像图　　　(b) 髌腱长轴切面声像图

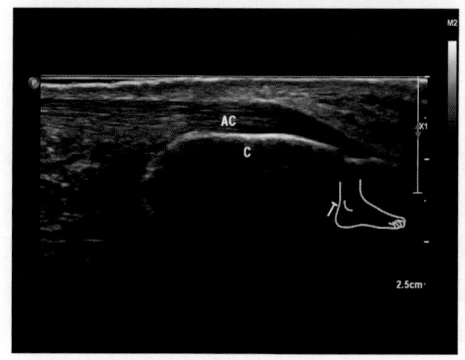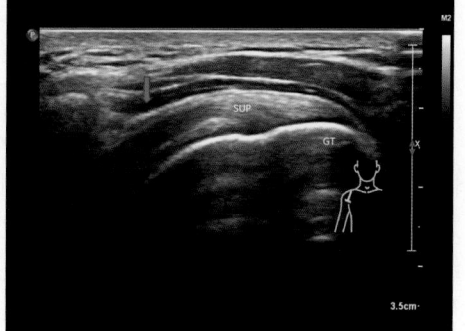

(c) 跟腱长轴切面声像图　　　(d) 冈上肌腱长轴切面声像图

图 11.4　正常肌腱纵切面声像图

P:髌骨;F:股骨;Q:股四头肌腱;T:胫骨;图(b)箭头:髌腱;C:跟骨;AC:跟腱;SUP:冈上肌腱;GT:肱骨大结节;图(d)箭头:肩峰下滑囊

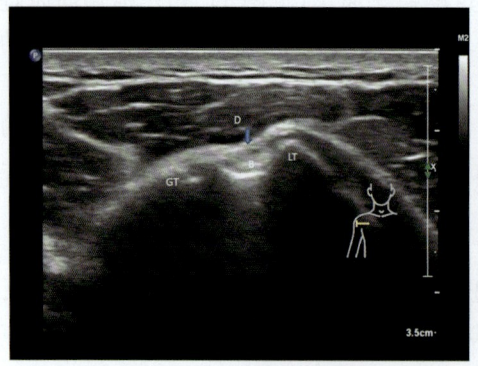
(a) 肱二头肌长头腱短轴切面

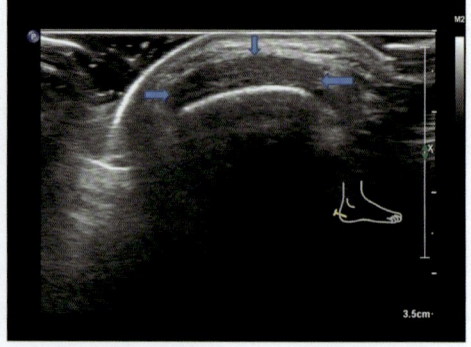
(b) 跟腱短轴切面(椭圆形)声像图(箭头)

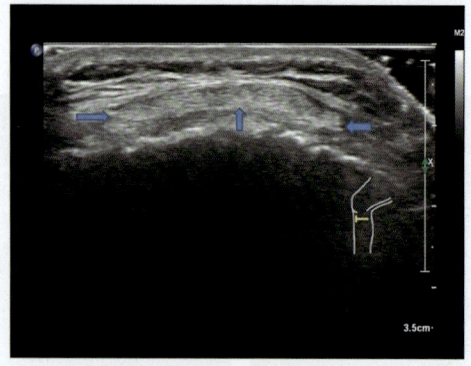
(c) 髌腱(三角形)声像图(箭头)

图 11.5　正常肌腱横切面声像图

GT:肱骨大结节;LT:小转子;B:肱二头肌长腱短轴;D:三角肌;图(a)箭头:肱横韧带

三、实验注意事项

　　超声检查肌腱时,如果声束与肌腱不垂直,肌腱的回声可发生明显的改变,使回声减低,这是肌腱的各向异性伪像。根据肌腱不同的解剖部位,可采取探头一端加压,另一端轻抬的方法,使声束垂直于所要扫查的肌腱。横切面扫查时应选择连续扫查的方法。选择在肌腱运动时观察肌腱的活动,有利于显示肌腱微小的病灶,可鉴别肌腱为部分撕裂或完全撕裂。此法还可用于评价术后肌腱的功能。

四、思考题

　　(1) 长轴切面扫查如何能显示肌腱的止点?
　　(2) 判断肌腱连续性正常与否可以采取哪些措施?

五、知识拓展

弹性成像技术可用于肌腱弹性的评估,目前主要用于科研需求,但是可靠性和重复性仍需深入的临床研究。

第三节　韧　　带

一、实验目的

(1) 了解韧带超声检查的仪器条件。

(2) 熟悉韧带超声的检查准备、检查体位。

(3) 掌握韧带超声的检查方法、测量方法、正常超声表现及超声报告的书写规范。

二、实验内容

(一) 检查准备

韧带超声检查一般无需做特殊的准备,让受检者在韧带拉紧状态下观察即可。

(二) 检查体位

韧带检查时,根据不同部位,可以采用相应的体位。采用的体位包括坐位、仰卧位、俯卧位。体位的选择是要让检查部位的韧带在骨骼附着处充分暴露。同时兼顾患者和操作者双方体位的自然舒适,并便于随时进行双侧对比扫查。

(三) 超声仪器

根据所需检查的韧带深度,选择相应的超声探头。探头一般采用 7.0～10 MHz 的线阵探头,浅表韧带可采用 6.0～15 MHz 的线阵探头,对于深部韧带选择 3.0～9.0 MHz 的线阵探头,偶尔需要选择 5.0 MHz 的凸阵探头。

(四) 检查方法

1. 韧带长轴观

探头首先显示关节两端的骨骼,在这两者之间显示韧带长轴,左右侧动探头(见图 11.6)。

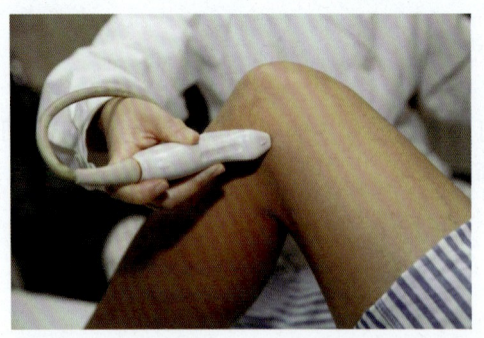

图 11.6 膝关节腓侧韧带长轴切面扫查示意图

2. 韧带短轴观

在韧带长轴观的基础上将探头旋转 90°。上下缓慢平移,扫查时尽量保持韧带纹理与声束垂直。

3. 动态检查

动态检查即观察韧带在紧张位和松弛位时,其连续性是否完整。

(五)正常超声表现

正常韧带长轴面扫查多呈均匀一致的强回声,为条索样结构,两端紧紧附着在骨表面,附着处骨皮质光滑平整,人体韧带厚度因不同部位而异,由于不同身高及体型的个体间差异很大,因此判断韧带异常与否应双侧对比(见图 11.7)。

(六)超声报告示范

超声所见:膝关节内侧韧带呈条索状,两端附着处骨皮质光滑平整,走行正常,未见增厚及撕裂。

CDFI:内未见明显血流信号。

超声提示:_____。

三、实验注意事项

同肌腱一样,韧带也可以出现各向异性伪像,即当声束不垂直于韧带时,韧带可显示低回声;当韧带松弛时,可呈弯曲或波浪状,因此在进行韧带超声检查时,要使所检查的韧带处于拉紧状态,以利于韧带微小病变的显示。

韧带由有致密排列规则的纤维样结缔组织组成,其与肌腱结构的不同之处为韧带内相互交织的纤维较多,因而使其组织结构和超声表现不如肌腱规则。

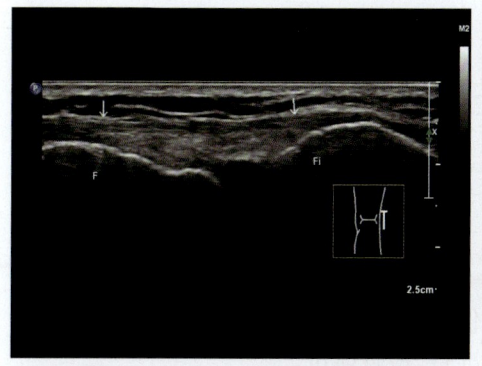

(a) 膝关节腓侧韧带长轴切面声像图　　　　　(b) 膝关节胫侧韧带长轴切面声像图

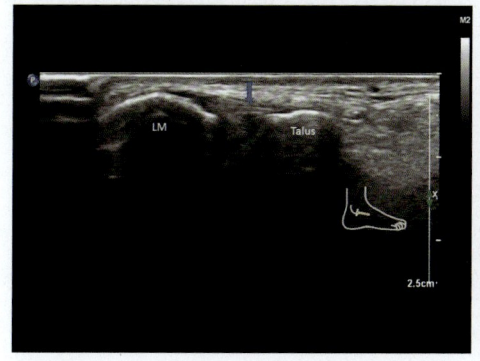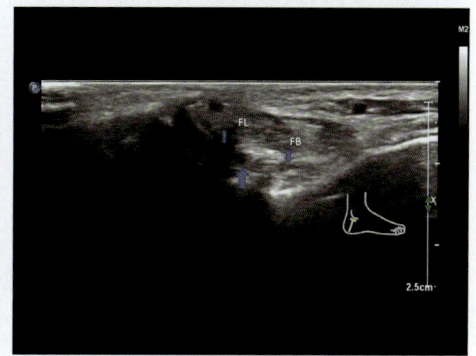

(c) 距腓前韧带声像图　　　　　　　　　　　(d) 跟腓韧带声像图

图 11.7　正常韧带声像图

F:股骨;Fi:腓骨头;图(a)箭头:膝关节腓侧韧带;T:胫骨;图(b)箭头:膝关节胫侧韧带;LM:腓骨外踝;
Talus:距骨;图(c)箭头:距腓前韧带;FL:腓骨长肌;FB:腓骨短肌;图(d)箭头:跟腓韧带

四、思考题

（1）膝关节内侧副韧带的扫查方法有哪些？
（2）踝关节跟腓韧带的扫查方法有哪些？

五、知识拓展

　　弹性成像技术在评估肌腱柔韧度方面发展很快,目前主要用于科研需求,但是其可靠性和重复性仍需深入的临床研究。

第四节 骨、软骨及关节

一、实验目的

（1）了解骨、软骨及关节超声检查的仪器条件。

（2）熟悉骨、软骨及关节超声的检查准备、检查体位。

（3）掌握骨、软骨及关节超声的检查方法、测量方法、正常超声表现及超声报告的书写规范。

二、实验内容

（一）检查准备

骨、软骨及关节超声检查一般无需做特殊的准备，让受检者在自然的体位状态下进行观察。

（二）检查体位

扫查骨、软骨及关节时，根据不同部位，可以采用相应的体位。采用的体位包括坐位、仰卧位、俯卧位，配合关节外展、内旋、伸直、屈曲。体位的选择是要让检查部位的骨、软骨及关节充分暴露。同时兼顾患者和操作者双方体位的自然舒适，并便于随时进行双侧对比扫查。

（三）超声仪器

根据所需检查的部位深度，选择相应的超声探头。探头一般采用 7.0～10 MHz 的线阵探头，浅层可采用 6.0～15 MHz 的线阵探头，对于深层选择 3.0～9.0 MHz 的线阵探头，偶尔需要选择 5.0 MHz 的凸阵探头。

（四）检查方法

1. 骨骼

探头首先显示骨骼长轴，沿骨干长轴左右侧动探头。在骨骼长轴观的基础上将探头旋转 90°，显示骨骼短轴观，上下缓慢平移探头（见图 11.8(a)，图 11.8(b)）。

2. 关节

将探头置于所需检查的关节上，根据关节的弧度调整声束方向，显示关节头与关节窝的衔接处，配合关节屈曲运动，充分显示关节面。同时观察关节周缘的滑

囊、滑膜及关节面上的软骨(见图 11.8(c)，图 11.8(d))。

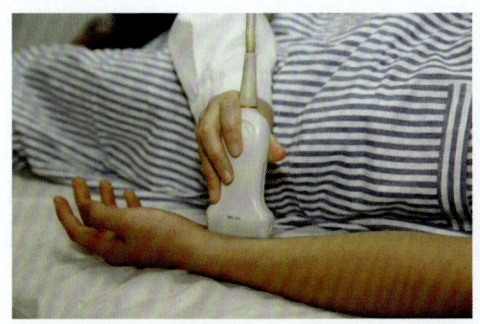
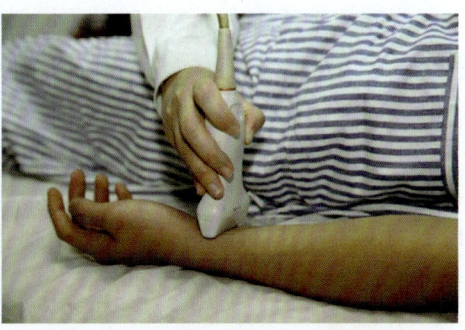

(a) 桡骨长轴切面扫查示意图　　　　　(b) 桡骨短轴切面扫查示意图

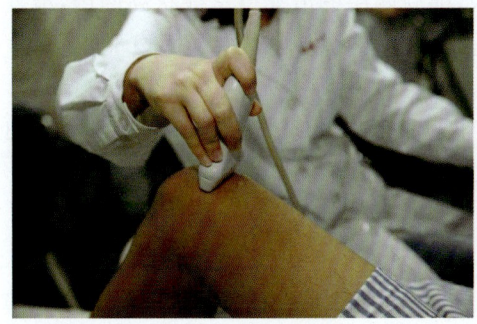
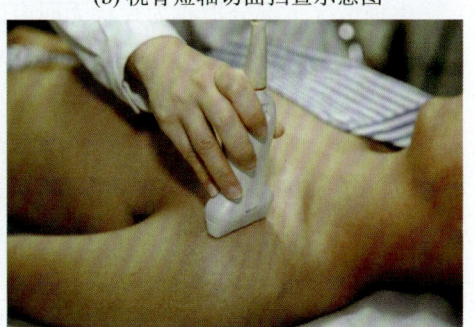

(c) 膝关节扫查示意图　　　　　　(d) 肩关节扫查示意图

图 11.8　骨、软骨及关节超声检查方法

(五) 正常超声表现

1. 骨骼

正常软组织与骨骼的界面具有强反射性，正常骨骼显示为连续、光滑的线状强回声，后方有声影，长轴切面为平直线状，短轴切面呈弧形线状。超声波无法穿透骨皮质(见图 11.9)。

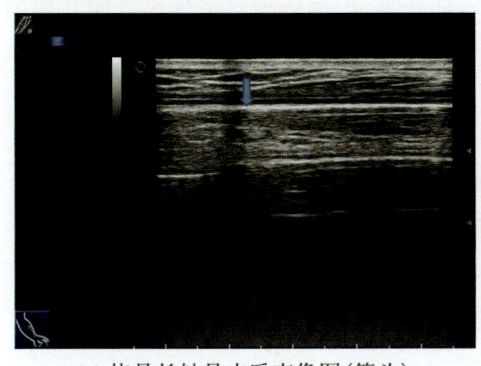
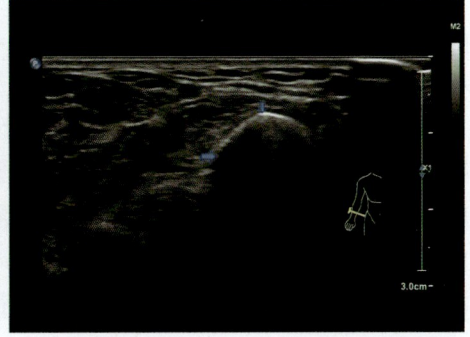

(a) 桡骨长轴骨皮质声像图(箭头)　　　　(b) 桡骨短轴骨皮质声像图(箭头)

图 11.9　正常骨骼声像图

2. 关节软骨

根据软骨基质内所含纤维的不同,软骨可分为透明软骨、纤维软骨和弹性软骨3种。透明软骨显示位于关节面表层的一层低回声,厚度一致,表面光滑,回声均匀(见图 11.10(a),图 11.10(b),图 11.10(c)),其回声强度与仪器的增益有关,关节软骨与周围软组织和深部骨骼表面均形成良好界面。纤维软骨由于其内纤维成分较多,其在超声上呈偏高回声(见图 11.10(a),图 11.10(e),图 11.10(f))。四肢各部位软骨的厚度不同,手指近侧指骨间透明软骨厚约0.1 mm,膝关节股骨内外侧髁软骨厚约 2.8 mm。

3. 滑囊

生理情况下部分滑囊为片状无回声区,前后两层的滑囊壁呈线状高回声,滑囊内液体深度一般小于 2 mm(见图 11.11)。在生理情况下多数滑囊超声不能显示。

4. 滑膜

紧贴骨表面,正常情况下超声多不显示,病理情况下,当滑膜增厚时可清晰显示,彩色多普勒血流有助于判断滑膜炎症。

(六)超声报告示范

超声所见:股骨干皮质呈线状高回声,回声光滑连续,未见骨膜增厚,未见骨膜与皮质分离。股骨髁软骨厚_____mm,厚薄一致,内部呈均匀低回声。

膝关节半月板呈三角形高回声,内部回声均匀,未见低回声裂隙,未见底部凸出。

髌上滑囊呈片状无回声,液体深度约_____mm。

超声提示:_____。

三、实验注意事项

超声检查时,应使声束垂直于所要检查的软骨,以便清晰显示软骨浅侧及深侧的界面回声。不同年龄的不同关节,同一关节,不同部位的软骨厚度都有可能不相同。

正常滑囊壁非常薄,超声难以分辨,因此超声显示的呈线状、高回声的滑囊壁,为滑囊与滑囊周围组织的界面回声。滑囊是一个潜在腔隙,只有当病理情况下,才成为一个充有液体的囊性结构。滑囊内液体呈低回声,一般不超过 2mm。在检查皮下滑囊时,由于位置非常表浅,因此超声检查探头一定要轻放,不要加压,或局部涂一层较厚的耦合剂,以利用于滑囊能清晰地显示。

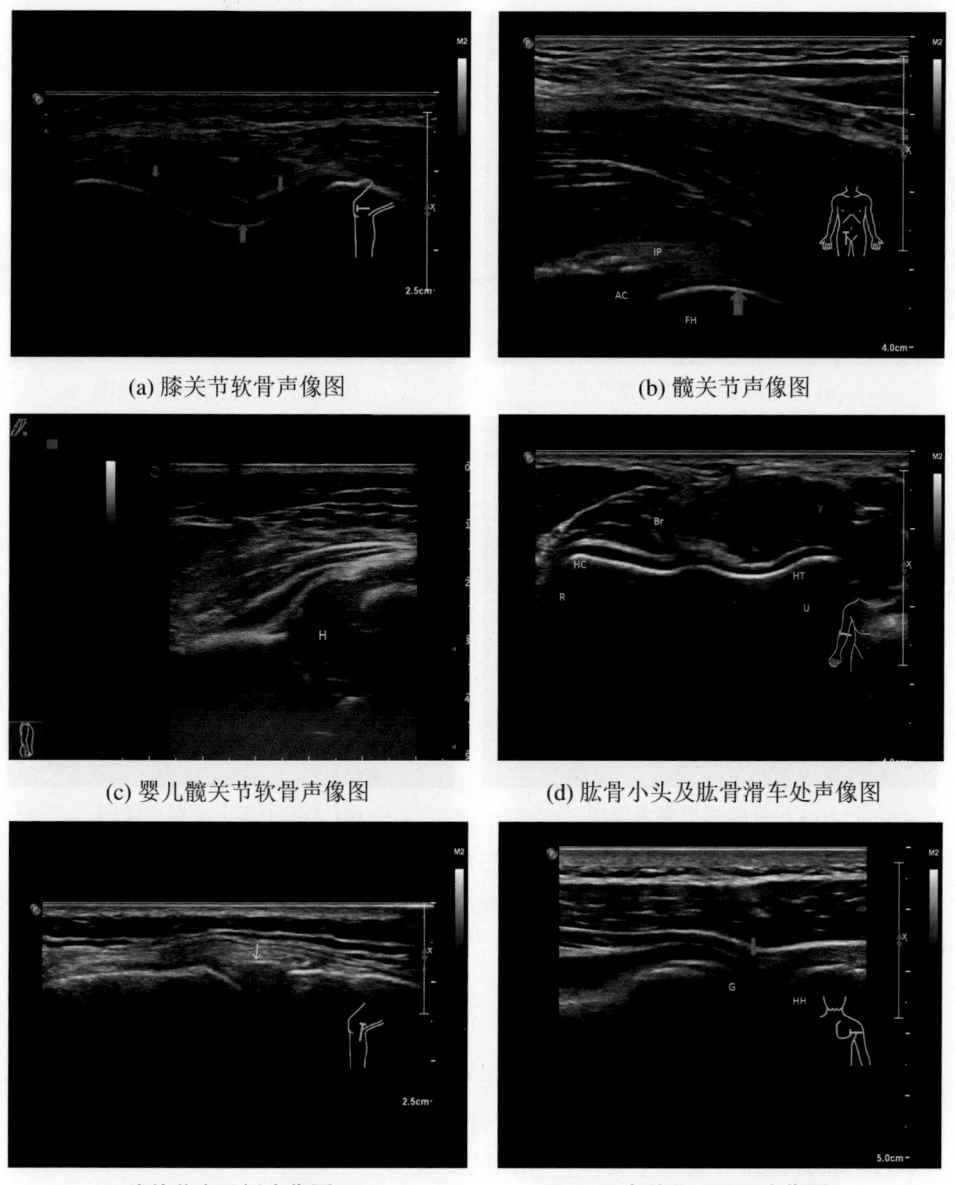

(a) 膝关节软骨声像图　　　　　　　　(b) 髋关节声像图

(c) 婴儿髋关节软骨声像图　　　　　(d) 肱骨小头及肱骨滑车处声像图

(e) 膝关节半月板声像图　　　　　　(f) 肩关节后盂唇声像图

图 11.10　正常关节软骨声像图

图(a)箭头:膝关节软骨;AC:髋臼;FH:股骨头;IP:髂腰肌肌腱;图(b)箭头:髋关节;H:未骨化的股骨头;R:桡侧;U:尺侧;Br:肱桡肌;HT:滑车;HC:肱骨小头;图(e)箭头:膝关节内侧半月板;HH:肱骨头;G:肩盂;图(f)箭头:后唇盂

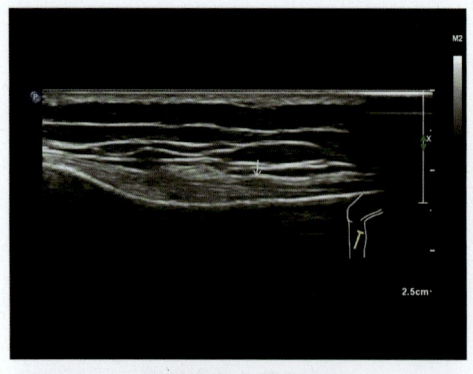
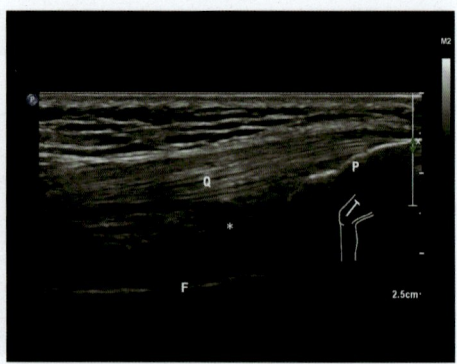

(a) 鹅足滑囊声像图(箭头)　　　　　　　(b) 膝关节髌上滑囊声像图

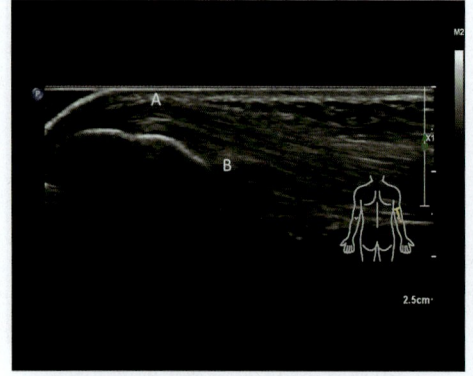
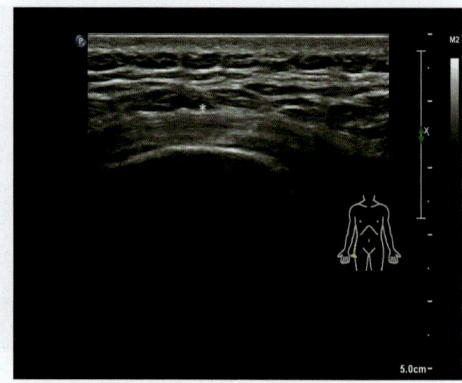

(c) 尺骨鹰嘴滑囊声像图　　　　　　　(d) 大转子皮下滑囊声像图

图 11.11　正常滑囊声像图

P:髌骨;F:股骨;Q:股四头肌腱;A:浅囊;B:深囊;图(b)所示为膝关节髌上滑囊;图(d)所示为大转子皮下滑囊

四、思考题

(1) 如何最大限度地显示膝关节软骨?
(2) 软骨损伤后会发生哪些声像图的改变?
(3) 超声如何对骨折进行诊断?

五、知识拓展

核磁共振对关节软骨的检查优于超声。部分骨关节炎症可通过滑囊内注射药物进行治疗。

第五节　外周神经

一、实验目的

(1) 了解外周神经超声检查的仪器条件。

(2) 熟悉外周神经超声的检查准备、检查体位。

(3) 掌握外周神经超声的检查方法、测量方法、正常超声表现及超声报告的书写规范。

二、实验内容

(一) 检查准备

外周神经超声检查一般无需做特殊的准备,让受检者在自然体位状态下观察即可。

(二) 检查体位

外周神经扫查时,根据不同部位可以采用相应的体位。采用的体位包括坐位、仰卧位、俯卧位,配合肢体外展、内旋。体位的选择是要让检查部位的神经充分暴露。同时兼顾患者和操作者双方体位的自然舒适,并便于随时进行双侧对比扫查。

(三) 超声仪器

根据所需检查的部位深度,选择相应的超声探头。探头一般采用 7.0～10 MHz 的线阵探头,浅层可采用 6.0～15 MHz 的线阵探头,对于深层选择 3.0～9.0 MHz 的线阵探头,偶尔需要选择 5.0 MHz 的凸阵探头。

(四) 检查方法

依据肢体血管走行,寻找血管鞘旁伴行的神经,探头首先显示容易识别的神经束短轴,上下平缓移动,然后将探头旋转 90°,显示神经束长轴,左右轻微侧动。通过屈曲运动区分肌腱与神经结构(见图 11.12)。

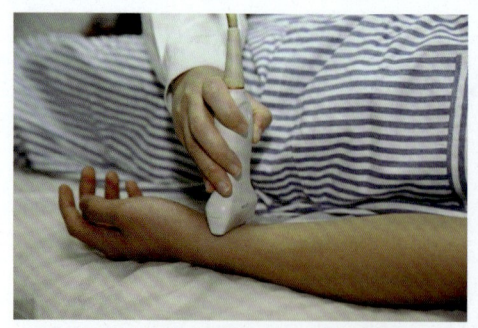
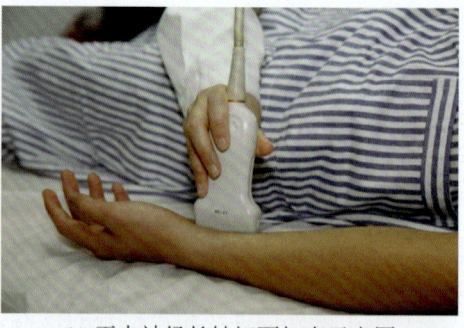

(a) 正中神经短轴切面扫查示意图　　　　　(b) 正中神经长轴切面扫查示意图

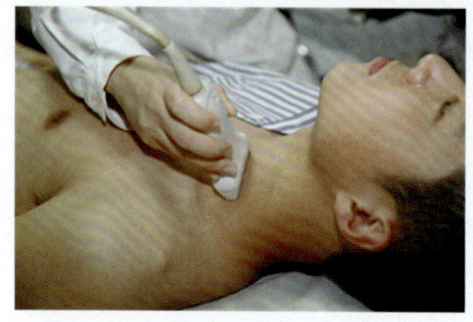
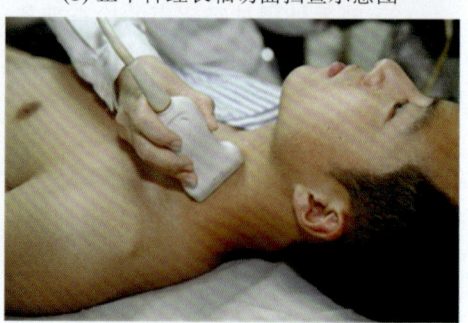

(c) 臂丛神经短轴切面扫查示意图　　　　　(d) 臂丛神经长轴切面扫查示意图

图 11.12　外周神经超声检查方法

（五）正常超声表现

正常周围神经短轴切面呈圆形或椭圆形，内可见多个小圆形低回声，周边被线样强回声包绕，形成网格状结构（见图 11.13（a），图 11.13（c））。长轴切面显示为细条索样结构，内可见多发相互平行的束状低回声，其间可见不连续的线状强回声分隔，束状低回声为神经纤维束，线状强回声为包裹神经纤维束的神经束膜（见图 11.13（b），图 11.13（d））。

（六）超声报告示范

超声所见：正中神经长轴面呈束状低回声与线状强回声交叉间隔，神经外膜及束膜显示清晰，走行正常，短轴切面针孔状结构清晰，豌豆骨水平横截面积_____ _____mm²。

CDFI：内可见点状血流信号。

超声提示：_____。

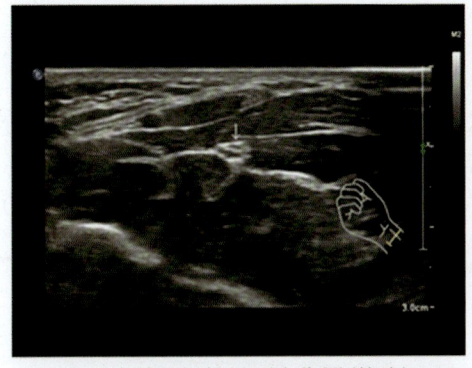

(a) 正中神经短轴切面声像图(箭头)

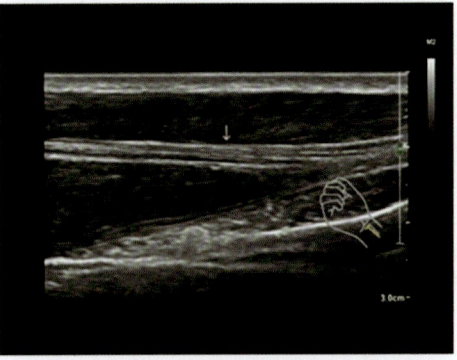

(b) 正中神经长轴切面声像图(箭头)

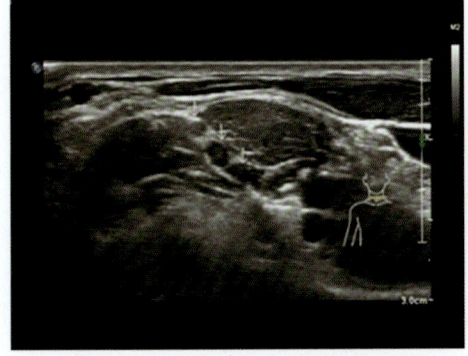

(c) 臂丛神经短轴切面声像图(箭头)

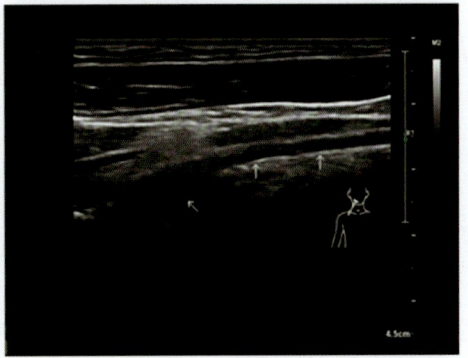

(d) 臂丛神经长轴切面声像图(箭头)

图 11.13　正常外周神经声像图

三、实验注意事项

　　超声检查时,应使声束垂直于所要检查的神经,以便清晰显示神经的界限。正常神经在长轴切面与肌腱回声类似,后者线状回声密度更高,而短轴切面神经束呈针孔状,容易区别。此外肌腱随肌肉收缩而滑动,神经在肢体屈曲时不具备此征象。

四、思考题

　　(1) 腕部正中神经受卡压时如何评估神经受压情况?
　　(2) 外周神经脱髓鞘病变时图像有何改变?

五、知识拓展

神经病变常伴有分布区域的神经症状和体征,如局部麻木感、运动障碍。充分了解末梢神经的所属,对追踪神经病变非常重要。

（姜凡　石彦　张顺花）

第十二章　介入超声与超声治疗技术

一、实验目的

(1) 了解介入超声的常用器具以及术中超声和腔内超声的适应证。

(2) 熟悉临床常见疾病的介入超声治疗。

(3) 掌握超声引导下穿刺的适应证及禁忌证,以及穿刺的操作程序。

二、实验内容

(一) 学习介入超声手术室制度及无菌操作原则

1. 介入超声手术室制度

(1) 进入介入超声手术室的工作人员与参观人员,均需更换手术室专用的口罩、帽子、衣裤、鞋。

(2) 无菌手术与有菌手术应分室进行。如无条件,应先做无菌手术,后做有菌手术。

(3) 手术中使用的超声探头须达到灭菌要求(可采用低温灭菌方法)。使用时探头表面应套无菌保护膜。一次性使用的医疗物品严禁重复使用。手术包必须标明消毒日期。

(4) 污染的敷料、器械应及时进行消毒处理,特异性感染手术需进行特殊处理。

(5) 认真做好手术室的清洁卫生和空气消毒工作,定期做好空气培养工作。

(6) 手术采取的标本,应与病理科严格交接手续。

(7) 各类药品、器械应放在固定位置,用后归原。手术器械应有专人保管,定期维护。毒、麻、剧限药品应有明显标志并由专人保管。

(8) 介入超声手术过程中产生的医疗废物,要按照国务院《医疗废物管理条例》及卫生部《医疗卫生机构医疗废物管理办法》等有关要求规范分类放置统一回收运送。

2. 无菌操作原则

(1) 在执行无菌操作时,必须明确物品的无菌区和非无菌区。

（2）执行无菌操作前，先戴帽子、口罩，需洗手、并将手擦干，注意空气和环境清洁。

（3）夹取无菌物品时，必须使用无菌持物钳。

（4）进行无菌操作时，凡未经消毒的手、臂均不可直接接触无菌物品或超过无菌区取物。操作者应与无菌区保持一定的距离，以免污染无菌区。

（5）无菌物品必须保存在无菌包或灭菌容器内，不可暴露在空气过久。无菌物品与非无菌物品应分别放置。无菌包一经打开，即不能视为绝对无菌，应尽快使用。凡已取出的无菌物品虽未使用也不可再放回无菌容器内，超过 24 h 后必须重新灭菌，不得继续使用。

（6）无菌包应按消毒日期顺序放置在固定柜橱内，并保持清洁干燥，与非无菌物分开放置，并经常检查无菌包或容器是否过期，过期的物品需重新消毒灭菌。

（7）无菌盐水及酒精棉球罐每日消毒一次，容器内敷料，如干棉球、纱布块等，不可装得过满，以免在取物时接触容器外部而污染。

（8）消毒物品要有明显的标志，要写明消毒日期，一般消毒保存日期为 3 天（冬季不超过 5 天），每周消毒 2 次。灭菌物品要定期（1 个月）进行一次细菌微生物监测。

（9）定期（1 个月）进行一次细菌微生物监测。紫外线消毒要有照射时间登记。

（10）无菌持物镊罐内消毒浸泡液面要求达到容器上口的 1/2～1/3，消毒液每周更换 2 次。

（二）学习介入超声治疗的适应证与禁忌证，与患者交代病情及签字的过程

1. 介入超声治疗的适应证

超声引导下穿刺由于具有简单、安全、准确、微创、并发症少等优点，临床应用十分广泛。原则上，凡超声能够清晰显示的病灶或结构，如果临床需要，同时又无禁忌证的患者，均可进行。如临床诊断不明需做病理学检查；胸水、腹水、囊肿、脓肿等需抽吸、引流、诊断和治疗；病灶需局部注药治疗（如肿瘤）；胆道梗阻需做造影进一步明确诊断或引流、肾盂积水需造瘘等。

2. 介入超声治疗的禁忌证

（1）患者无法配合，如频繁咳嗽、躁动等。

（2）患者有严重出血倾向。

（3）病灶紧临重要脏器结构或人血管，或穿刺进针路径上有重要脏器结构或大血管而又无法规避的情况。

（4）患有动脉瘤、嗜铬细胞瘤、肝脏表面的血管瘤或癌结节及胰腺炎等不宜进行穿刺。

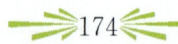

（三）认识介入超声的常用器具

如：穿刺探头、穿刺架、穿刺针（PTC针、抽吸式活检针、切割式活检针）、导管（猪尾导管）、导丝、自动活检枪、麻醉及切开用品。

（四）穿刺前准备（见图12.1）

（1）器具选择与准备：穿刺针具、穿刺包等。

（2）器具消毒：针具、探头。

（3）患者术前准备：术前常规检查血常规、心电图、血压与出凝血时间等，必要时术前禁食禁饮8～12 h。

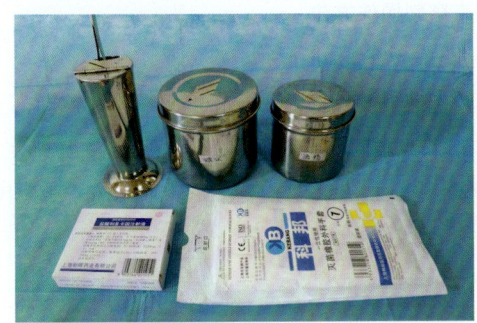 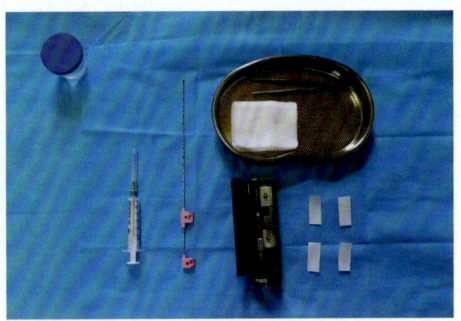

(a) 消毒用碘伏纱布、酒精纱布、持物镊、2%盐酸利多卡因、一次性橡胶手套　　(b) 活检枪、活检针、5mL注射器、装有10%福尔马林标本盒及滤纸条

图12.1　穿刺前物品准备

（五）穿刺操作方法（见图12.2）

（1）穿刺前先用超声探头扫查，了解病灶部位、大小、形态及其与周围脏器、血管的关系，确定穿刺体位和路径，包括穿刺深度和角度。

（2）操作者戴帽子、口罩，穿消毒隔离衣，戴无菌手套，穿刺部位常规消毒铺巾，局部浸润麻醉。

（3）在屏幕监视下将穿刺针沿穿刺引导装置（穿刺架）经皮肤进入病灶部位，屏幕可显示进针方向和针尖到达部位。

（4）穿刺针到达预定深度后，根据需要进行抽吸、活检、置管引流、注入药物等操作。

（5）操作完成后迅速退针、抽吸物涂片、组织条固定送检、固定引流管。

建议在超声仿体或离体牛肝上实习操作平面内及平面外穿刺方法，掌握超声引导下两种方法的准确穿刺，达到抽液或活检的目的。

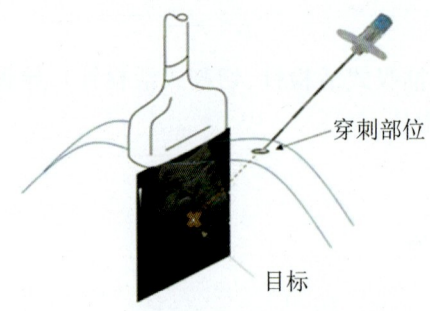

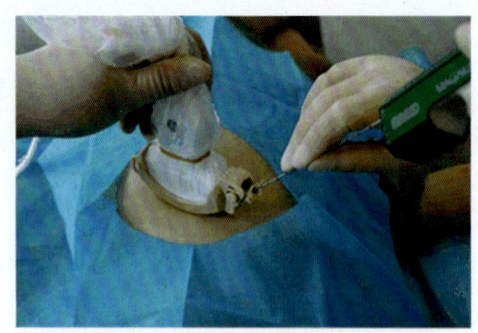

(a) 超声引导针插入术中的轨迹规划示意图，
针应该在特定目标点处与超声平面相交

(b) 超声引导下肝脏组织学活检示意图
（患者左侧卧位）

图 12.2　介入超声穿刺操作方法

（六）穿刺后处理

穿刺后可常规使用止血药物，一般情况下无需做特殊处理。住院患者术后需卧床休息 1～3 h，注意观察血压、脉搏及穿刺部位以防出血。门诊患者在 1～3 h 后，若如无异常方可离院。

（七）临床常见疾病介入治疗

以超声引导下囊性占位性病变穿刺抽液及硬化治疗为例：

1. 适应证

直径大于 50 mm 的单发或多发囊肿；需进一步明确诊断，如临床怀疑有恶变可能的囊肿；压迫周围脏器引起并发症的囊肿；囊肿合并感染；患者有明显症状。

2. 禁忌证

除超声引导下穿刺禁忌证外，还包括：与胆道、胰管、泌尿道相通的囊肿；胆管囊性扩张、输尿管囊肿等；多囊肝、多囊肾除非囊肿较大出现压迫症状；不能排除血管瘤或动脉瘤的囊性病变。

3. 穿刺注意事项

（1）穿刺路径选择：在安全前提下，以选择最短路径为原则，穿刺路径上应避开大血管和重要脏器。

（2）对肝脏病灶穿刺应先通过部分正常肝组织，对肾脏病灶穿刺尽量直接进入病灶，对胰腺囊肿穿刺禁忌经过正常胰腺组织。

（3）囊肿硬化治疗注入硬化剂前，应确保穿刺针在囊腔内。

（4）肝肾囊肿治疗注入硬化剂前必须明确囊肿与胆道、肾盂不相通，肾囊肿应常规进行酒精蛋白定性试验。

（5）囊肿硬化治疗时，无水酒精注入量为囊液容量的 1/5～1/2，通常为 1/3。

（6）使用无水酒精硬化治疗前要询问患者是否对酒精过敏。

（7）囊肿合并感染时，治疗后囊内应注入相应抗生素并保留，必要时置管引流。

（8）囊肿硬化治疗后，短期内可能并不缩小反而增大，可能与治疗后炎性反应有关，应消除患者思想负担，嘱其定期随访，6个月后囊肿仍无缩小，方可判断治疗无效。

（八）超声报告示范

姓名		性别		年龄		科别		床号		住院号	

介入超声项目：

_____

特征图像：

介入过程描述：

介入超声结论_____

介入医师： 审核医师： 介入时间：

三、思考题

（1）写出超声引导下肾囊肿硬化治疗的注意事项。

（2）通过已学到的介入超声知识，设计一个超声介入治疗小肝癌的临床方案。

四、知识拓展

蛋白定性试验：肾囊肿硬化治疗时，除观察囊液性状外，应常规进行蛋白定性试验，具体方法是将2 mL囊液注入等量的无水酒精中，如液体浑浊且呈乳白色则蛋白定性阳性，说明囊肿与肾盂不相通，抽出物为囊液而非尿液，因囊液中含大量蛋白质而正常尿液中无蛋白质。

（孙医学　童清平）

参 考 文 献

［1］ 姜玉新,冉海涛.医学超声影像学[M].2版.北京:人民卫生出版社,2016.

［2］ 郭万学.超声医学[M].6版.北京:科学技术文献出版社,2012.

［3］ 中国医师协会超声医师分会.腹部超声检查指南[M].北京:人民军医出版社,2013.

［4］ 中国医师协会超声医师分会.血管和浅表器官超声检查指南[M].北京:人民军医出版社,2015.

［5］ 朱向明,谢明星,张新书.临床超声测量指南[M].南京:江苏科学技术出版社,2012.

［6］ 邓又斌,李开艳,黎春蕾.超声诊断临床指南[M].3版.北京:科学出版社,2013.

［7］ 邓又斌,谢明星,张青萍.中华影像医学:超声诊断学卷[M].2版.北京:人民卫生出版社,2011.

［8］ 杨益虎.超声诊查规范实用参考手册[M].南京:东南大学出版社,2009.

［9］ 李军,钱蕴秋.超声报告书写示例[M].北京:人民军医出版社,2010.

［10］ 任卫东,常才.超声诊断学[M].3版.北京:人民卫生出版社,2013.

［11］ 董凤群.胎儿先天性心脏病超声筛查手册[M].北京:人民卫生出版社,2016.

［12］ 邓学东.产前超声诊断与鉴别诊断[M].北京:人民军医出版社,2013.

［13］ 李胜利.胎儿畸形产前超声诊断学[M].北京:人民军医出版社,2004.

［14］ 鲁红.妇科超声诊断与鉴别诊断[M].北京:人民军医出版社,2012.

［15］ 谢幸,苟文丽.妇产科学[M].8版.北京:人民卫生出版社,2014.

［16］ 华扬.超声医师培训丛书:颅颈及外周血管超声[M].北京:人民军医出版社,2010.

［17］ 国家卫生计生委能力建设和继续教育中心.超声医学专科能力建设专用初级教材:浅表器官分册[M].北京:人民卫生出版社,2016.

[18]　杨斌,詹维伟,陈亚青.浅表器官超声诊断学图解[M].北京:人民军医出版社,2010.

[19]　杨文利,王宁利.眼超声诊断学[M].北京:科学技术文献出版社,2007.

[20]　李泉水.超声医师培训丛书:浅表器官超声[M].北京:人民军医出版社,2009.